KLEINE
GESUNDHEITS-BIBLIOTHEK

JOHANNISKRAUT

Sonderausgabe

Die in diesem Ratgeber vorgeschlagenen Anwendungen wurden sorgfältig überprüft. Eine Garantie bzw. Haftung kann jedoch nicht übernommen werden.

1998 Trautwein Ratgeber-Edition
Genehmigte Sonderausgabe

Chefredaktion: Claudia Schäfer
Redaktion: Tamara Hansinger, Dorothea Borner-Burger
Redaktionsassistenz: Gudrun Kurth
Text: Heide Marie Karin Geiss
Illustrationen: Marlene Bauer, Rainer Michel
Umschlaggestaltung: Inga Koch
Herstellung: Uwe Eckhard, Gunther Jaich
ISBN 3-8174-5233-0
5252331

Inhalt

Vorwort

„Zurück zur Natur" heißt das Motto, das immer mehr Menschen bei der Heilung von Krankheiten beherzigen. Die Angst vor Nebenwirkungen bei chemischen Mitteln ist groß. Deshalb ist es nur verständlich, daß viele ihr Vertrauen wieder in die Kräfte der Natur setzen.

Eine der ältesten Therapieformen, die es gibt, ist die Verwendung von Heilkräutern. Hier ist das Johanniskraut eines der beliebtesten Heilkräuter. Seine immense Wirkungskraft überzeugte schon die alten Griechen und Römer. Es ist nicht verwunderlich, daß diese Heilpflanze in unserer Zeit eine Renaissance erlebt.

Das Johanniskraut kann natürlich nicht alle Krankheiten heilen, stellt jedoch bei vielen schwereren Fällen eine wertvolle, den Heilungsprozeß unterstützende Maßnahme dar.

Nutzen auch Sie die Kraft dieser Heilpflanze, und lassen Sie sich von der breit gefächerten Wirkungspalette überzeugen. Sie werden positiv überrascht von der hohen Heilkraft des Johanniskrauts sein!

Der Mythos Johanniskraut

DER MYTHOS JOHANNISKRAUT

Über Jahrhunderte hinweg hat das Johanniskraut die Menschen in seinen Bann gezogen. Seit jeher galt diese Heilpflanze als Sinnbild des Glücks und stand für die eingefangene Kraft der Sonne. Der Fünfstern der Blüten galt als ein Zeichen für die guten Kräfte.

Schon seit früher Zeit wurde das Johanniskraut mit der Sommersonnenwende verbunden. Das Gewächs erhielt daher nicht nur seinen Namen, sondern steht auch für den Sieg des Lichtes über die Dunkelheit. Denn am 21. Juni hat die Sonne ihren höchsten Stand erreicht, der Tag ist am längsten und die Nacht am kürzesten. Seit Urzeiten feiern die Menschen diesen Tag: die Verbindung des Lichtes mit der Erde, des Geistes mit der Materie. Die Sonne hält „Hoch-Zeit“ mit der Erde, und diese Hochzeit wurde mit zahlreichen Ritualen und Tänzen ausgiebig zelebriert. Mit verschiedenen Tanzfiguren wurde die Bahn der Sonne imitiert, die Mittänzer galten als „Kinder des Lichts“. Junge Männer trugen aus Johanniskraut geflochtene Kränze, um sich vor Unglück, Leid und schlechten Menschen zu schützen. Mit Johanniskraut wurden die Altäre geschmückt, als Zeichen tiefer Verbundenheit mit den Lichtkräften.

Die seit Tausenden von Jahren praktizierte Sonnwendfeier konnte auch das Christentum nicht verhindern. Zu sehr fühlten sich die Menschen mit der Sonne verbunden. Daher verschob man einfach den Festtag um drei Tage, und stellte so die Verbindung zum heiligen Johannes her, eine Lösung, die das Christentum akzeptieren konnte.

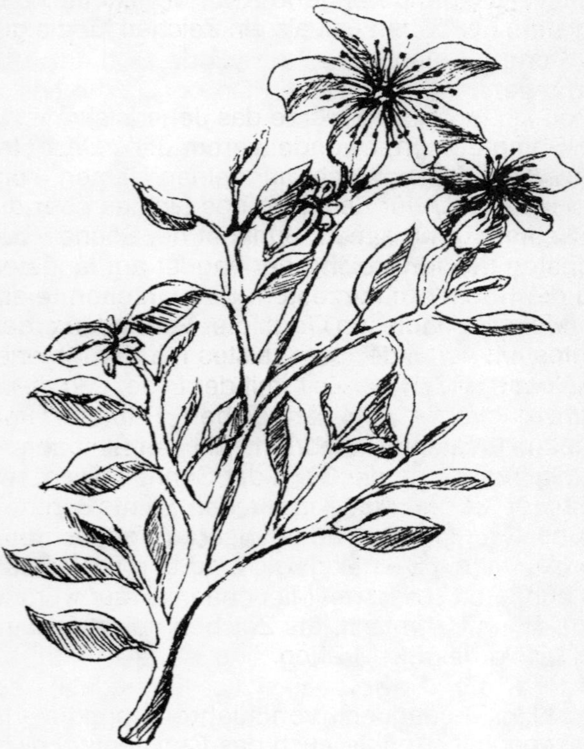

Hypericum perforatum

Dieser Heilige ersetzte einen germanischen Gott mit einer tragischen Geschichte: In der germanischen Mythologie gab es einen Gott des Lichtes, Baldur genannt. Dieser wurde von einem leuchtenden Feuer umstrahlt, und sein Gesicht glänzte wie die Sonne. Sein Bruder, der blinde Gott der Zeit, Hödur genannt, verletzte ihn tödlich. Da der heilige Johannes am gleichen Tag geköpft wurde, an dem auch Baldur starb, wurde aus dem Letztgenannten der heilige Johannes.

Zerreibt man die Blüten der Pflanze zwischen den Fingern, tritt ein roter Saft aus. Die rote Farbe wurde mit dem Blut des heiligen Johannes in Verbindung gebracht. Die wie mit Nadeln durchstochen wirkenden Blätter standen früher für die Wunden der Märtyrer.

Über die Entstehung der Löcher in den Blättern gibt es folgende Legende: Der Teufel war es leid, überall durch Johanniskraut vertrieben zu werden, und beschloß, diese Pflanze zu vernichten. Dazu stach er voller Wut mit einer Nadel Löcher in die Blätter. Da aber Gott diese Heilpflanze unter seine Obhut genommen hatte, war das Werk des Teufels nicht von Erfolg gekrönt. Jedoch sind die Löcher in den Blättern als Beweis für die Richtigkeit der Geschichte heute noch zu sehen!

Aus einer alten Sprüchesammlung:

Sanct Johanniskraut ist von so großer Krafft, den Teufel und die Hexen zu vertreiben, dahero auch der Teufel aus Boßheit dieses Krautes Blätter mit Nadeln durchsticht.

Johanniskraut galt früher als wundertätig. Der Heilpflanze wurde die Gabe zugesprochen, die Lebenskraft der Sonne aufzutanken und diese an die Menschen weitergeben zu können.

Merke:

> Das Johanniskraut nimmt die Kräfte des Lichts in sich auf und hilft so den Menschen, die es einnehmen, sich dem Licht zu öffnen.

Auch nach der Christianisierung haben sich die Geschichten um das Johanniskraut gehalten und wurden mit neuem Wissen vermischt.

Alle Rituale oder magischen Verwendungen, die uns überliefert wurden, beziehen sich auf die Sonnenkräfte der Heilpflanze, aber auch auf die Fähigkeit, böse Geister abwehren zu können.

Das ganze Mittelalter hindurch bis weit in unser Jahrhundert hinein sah man im Johanniskraut eine Pflanze, die Dämonen abwehren sollte.

Da man glaubte, daß der Teufel das Johanniskraut meiden würde, wurde diese Pflanze schon im 16. Jahrhundert „Teufelsflucht" genannt. Oder auch Teufelsbanner und *Fuga daemonum*.

Merke:

> Viele der volkstümlichen Bezeichnungen für das Johanniskraut (z. B. Hexenkraut, Mannsteufel oder Teufelsflucht) resultieren aus dem damaligen Aberglauben.

Während der Hexenverfolgung im Mittelalter mußten die zum Tode verurteilten Frauen einen Saft aus Johanniskraut trinken. Man erhoffte sich, auf diese Weise die Macht der bösen Geister und des Teufels brechen zu können.

Merke:

> Die Farbstoffabsonderung der Pflanze und das markante Aussehen der Blätter erklären ihre Rolle im Aberglauben.

Ein Strauß des Gewächses in den Stall gehängt, sollte das Vieh vor Heimsuchung durch Dämonen bewahren. Johanniskraut an das Fensterkreuz der Wohnstube gesteckt, sollte böse Geister am Eindringen hindern. Ein Kranz der Heilpflanze auf das Dach eines Bauernhofes gelegt, sollte das Haus vor Blitzschlag schützen. Auf den Herd gestreut, hatte es die Aufgabe, Gewitter zu verscheuchen.

Die Legende erzählt, daß dieser Brauch während eines starken Gewitters entstand, als eine rätselhafte Stimme aus dem Himmel kam:

Ist denn keine alte Fraue,
Die kann pflücken Hartenaue (Johanniskraut)
Daß sich das Gewitter staue?
(Überlieferter Vers aus der Havelgegend)

Bei den Brandenburgern wurde früher das Innere von Flintenläufen mit rotem Johanniskrautsaft bestrichen. Nur dann, so glaubten die Menschen, würde die Kugel treffsicher ihr Ziel erreichen.

In Island gab es den Brauch, sich am Morgen des Johannistages im Tau zu wälzen. Da man wußte, daß das Kraut am Johannistag die stärkste Heilkraft besitzt, glaubte man durch diese Maßnahme unverwundbar und kräftig zu werden. Der Tau stand für das befruchtete Wasser des Himmels von der Hochzeit des Himmels mit der Erde in der Sonnwendnacht.

In Schlesien wurde der rote Saft für Liebesorakel verwendet:

Bist mir gut, gibst mir Blut, bist mir gram, gibst mir Schlamm.

In Schwaben zählte das Johanniskraut zu den neun Kräutern, die an Mariä Himmelfahrt der Muttergottes geweiht wurden. Die anderen acht Kräuter hießen: Teufelsabbiß, Eberraute, Mauerraute, Gundelrebe, Thymian, Meisterwurz, Liebstöckl und Gartenraute.

DER MYTHOS JOHANNISKRAUT

Mit Sicherheit hat das Johanniskraut heute etwas von seinem Mythos verloren, denn die Zeiten haben sich geändert. Heute kämpfen die Menschen nicht mehr gegen böse Dämonen oder Hexen, doch wenn die Seele dunkel und schwermütig wird, leistet das Johanniskraut, heute wie eh und je, sehr gute Dienste. Es ermöglicht den Menschen, die Sonne in ihr Inneres zu lassen und so depressive Gedanken zu vertreiben.

Tip:

> Diese wunderschöne Sommerpflanze macht den Menschen die heilende und warme Kraft der Sonne zugänglich und erfreut dadurch die Seele.

Pflanzenporträt

Das folgende kleine Pflanzenporträt soll Ihnen einen kurzen Überblick über das Johanniskraut, sein Vorkommen, seine Verwendung als Heilpflanze sowie artverwandte Pflanzen verschaffen. Wie sieht es aus, welche Wirkstoffe enthält es, wie kann man es selbst im Garten anbauen? Alle diese Fragen und noch viele mehr werden in diesem Kapitel ausführlich behandelt.

Bedeutung des Namens und Aussehen

Das Johanniskraut *(Hyperici herba, Herba hyperici)* gehört zur Familie der Hartheugewächse *(Hypericaceae)* und hat im Volksmund unzählige Namen. Tüpfelhartheu, Johannisblut, Hertenau, Elfenblut, Kreuzblut, Jagemichl, Harenaue, Teufelsbanner, Wundenkraut, Unseres Herrgotts Blutkraut, St. Johannes-Blut, Tausendlöcherkraut, Blutgros, Jesuwundenkraut, falscher Wohlgemut, Herrgottsblut, Hexenkraut, Teufelsflucht, Sonnwendkraut – um nur einige der wichtigsten Bezeichnungen zu nennen.

Äußere Merkmale des Gewächses oder Aberglauben standen Pate bei vielen volkstümlichen Bezeichnungen, wie z. B. bei dem Namen Hartheu:

Wenn man die Stengel der Pflanze trocknen lässt, werden sie sehr hart. Nach dem Trocknungsvorgang erhält man Heu.

Der Name Blutkraut wiederum verweist auf den roten Saft der Pflanze, der oft mit Blut in Verbindung gebracht wurde.

Merke:

> Der Name Johanniskraut verweist auf die Blütezeit der Pflanze Ende Juni (Johannistag = 24. Juni).

Es waren wahrscheinlich die Griechen, die dem Johanniskraut seine botanische Bezeichnung *Hypericum* gaben. Dieses Wort leitet sich von *hyper eikona* ab, was so viel wie „gegen Spuk und Geister" bedeutet. Auch der griechische Arzt Hippokrates nannte das Johanniskraut *Hypericum.* Bei ihm leitete sich das Wort wie folgt ab: von dem griechischen *hypo* (= unter) und *ereika* (= Heide), wohl deshalb, weil die Pflanze u. a. in der Heide zu finden ist.

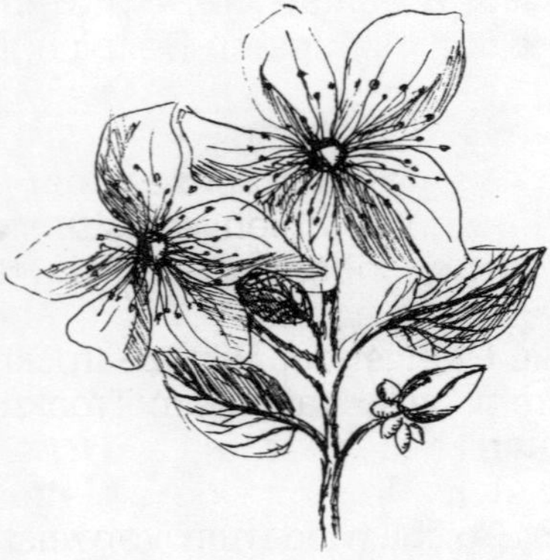

Johanniskrautblüte

Eindeutig geklärt hingegen ist der botanische Name: *Hypericum perforatum L. Perforatum* bedeutet übersetzt „durchlöchert“ und nimmt damit Bezug auf die vielen punktförmigen „Löcher“ in den Blättern.

Die bis zu 1 Meter hohe, mehrjährige Pflanze zeigt einen festen, markigen, kahlen Stengel mit zwei Kanten. Nach oben hin verzweigt sich dieser meist buschig. Die Blätter sitzen ohne Stiel am Stengel. Sie zeigen eine ganzrandig eiförmige bis elliptische Form und haben eine durchscheinende Punktierung, die durch im Blattgewebe vorhandene Ölzellen verursacht wird.

Merke:

Zweikantige Stengel sind in der Natur eine absolute Seltenheit, denn die meisten Stengel sind rund oder vierkantig.

Die Blüten stehen in endständigen, rispenähnlichen Blütenständen und haben fünf goldgelbe, freie Kronenblätter. Sie bilden Gruppen, sogenannte Scheindolden. Die vielen bräunlichen Staubblätter in der Blütenmitte zeigen dunkelrote Drüsenpunkte. Zerdrückt man diese Punkte, tritt aus ihnen ein roter Saft, der an den Fingern eine violette Färbung hinterläßt. Der Fruchtknoten entwickelt sich zu einer mit drei Klappen aufspringenden Kapsel.

Tip:

> Dank seiner kahlen, mit zwei Längsseiten versehenen Stengel und den ganzrandigen oder nur schwach gezähnten Kelchblättern ist das Johanniskraut leicht von anderen Hartheugewächsen zu unterscheiden.

Die Heilpflanze blüht von Juni bis August, manchmal noch bis in den September hinein.

Vorkommen und Verbreitung

Das Gewächs besiedelt mit Vorliebe trockene Böden und ist daher in lichten Wäldern, auf Wiesen und Weiden, in Heidegebieten und Kiesgruben, besonders oft aber an Bahndämmen, Wegrändern und auf Brachäckern zu finden.

Das Johanniskraut ist weit verbreitet, im Norden bis nach Mittelskandinavien und im Osten sogar bis nach China. Im Süden kommt es sogar bis Nordwestafrika vor. In Australien, Nord- und Südamerika wurde es von früheren Siedlern angebaut und ist deshalb auch dort zu finden.

Sammelvorschriften

Gesammelt werden das blühende Kraut *(Herba Hyperici)* und die Blätter der Pflanze. Dies geschieht in der Regel zwischen dem 15. Juni und dem 30. August. Die günstigste Tageszeit dafür ist der frühe Morgen. Sammeln Sie am besten bei zunehmendem Mond, während dieser Konstellation weisen die Inhaltsstoffe des Johanniskrauts die höchste Wirksamkeit auf.

Paracelsus gibt folgende Sammeltips:

...So soll sie (die Pflanze) nach dem Gange des Himmelslaufes genommen werden, so daß dessen Influenz auch wider diese Geister (Depressionen) sei, nämlich am meisten im Mars, im Jupiter und in der Venus, und mitnichten nach dem Monde, sondern wider den Mond, auch nicht nachmittags noch in der Nacht, sondern im Aufgange der Sonne, gegen die Sonne, in aurora, das ist im Morgenrot, oder diluculo, das ist in der Dämmerung des Morgens. Und die ist am besten, die da bei guten anderen Blumen steht oder unter ihnen wächst, und je länger, je besser, je mehr mit Blumen, je besser, und in der Zeit, wenn die Blumen am höchsten sind.

Ernte und Aufbewahrung

Schneiden Sie das blühende Kraut mit einer Schere oder einem scharfen Messer kurz über dem Boden ab. Transportieren Sie das Erntegut in einem Stoffsack oder Korb. Von Plastiktüten ist abzuraten, sie lassen keine Luft an das geerntete Kraut.
Zum Trocknen wird die Ernte gebündelt und auf einer Schnur aufgereiht. Die Sträuße sollten locker gebunden und nicht zu groß sein.

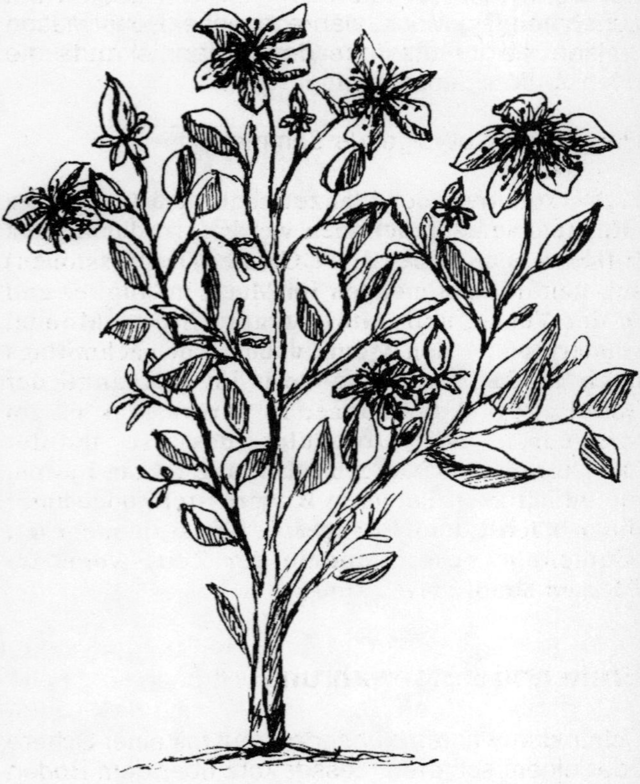

Tüpfeljohanniskraut

Tip:

Ein Strauß getrocknetes Johanniskraut in jedem Raum verbreitet einen angenehmen, beruhigenden Duft in der Wohnung.

Um Schimmelbildung vorzubeugen, sollten Sie das Johanniskraut an einem luftigen Ort trocknen. Auch sollte dieser möglichst dunkel sein, damit die wertvollen Inhaltsstoffe der Pflanze nicht verloren gehen. Sobald die Heilpflanzen getrocknet sind, werden sie in lichtundurchlässige, verschließbare Glasgefäße gefüllt. Unbedingt vor Feuchtigkeit geschützt aufbewahren! Es ist sinnvoll, jedes einzelne Gefäß zu beschriften. Falls Sie mehrere getrocknete Heilpflanzen aufbewahren, beugt man so eventuellen Verwechslungen vor. Die Beschriftung enthält den Namen der Heilpflanze und das Erntedatum. Die Lagerung sollte ein Jahr nicht überschreiten.

Falls Sie bereits Erfahrungen mit Johanniskraut gemacht haben, können Sie auch noch kurz notieren, gegen welche Beschwerden sich das Tüpfelhartheu bewährt hat.

Merke:

Das Ernten von Johanniskraut nahe viel befahrener Straßen sollte vermieden werden.

Inhaltsstoffe

Johanniskraut enthält u.a. ca. 0,1 % rot-fluoreszierende Farbstoffe Hyperizin und Pseudo-Hyperizin, ca. 10 % Gerbstoffe, Hyperforin, Flavonoide (z. B. Rutin), Glykoside, Mineralstoffe und ätherisches Öl.

Merke:

> In den Inhaltsstoffen des Johanniskrauts konnten antibiotisch wirkende Substanzen nachgewiesen werden.

Nebenwirkungen

Während einer Johanniskrautkur sollte intensive Sonnenbestrahlung vermieden werden. Es könnten sonst Hautreizungen auftreten. Diese Vorsichtsmaßnahme betrifft übrigens auch alle Johanniskrautprodukte wie Tee, Salbe, Öl oder Tinktur.

Johanniskraut enthält eine Substanz (Hyperizin), die den menschlichen Körper für Sonnenlicht besonders empfindlich macht. Der Mediziner spricht von einer Sensibilisierung gegenüber Sonnenstrahlen und bezeichnet diesen Vorgang als Photosensibilisierung.

Aufmerksam wurde man auf diese Photosensibilisierung durch Hautentzündungen, die bei Kühen aufgetreten sind. Diese Tiere grasten auf Weiden, auf denen reichlich Johanniskraut wuchs. Da sie sich zusätzlich den ganzen Sommer im Freien aufhielten, traten nach einiger Zeit zuerst Hautreizungen, später dann Entzündungen auf.

Anbau und Vermehrung

Johanniskraut ist in jedem Garten ein sonniger Blickfang. Wegen seiner goldgelben Blüten macht es sich besonders gut in einem buntem Sommerbeet oder in einem Kräutergarten.

Die Pflanze ist äußerst anspruchslos und ausdauernd. Weil die Blüten selbst wie kleine Sonnen aussehen, liebt das Gewächs sonnige Plätze. Der Boden sollte kalkhaltig und trocken sein.

Tip:

Wer Johanniskraut selbst anbaut, beugt Verwechslungen mit anderen Arten dieser Pflanzenfamilie vor und kann sicher sein, daß nicht mit chemischen Pflanzenschutzmitteln gedüngt wurde.

Auch die Vermehrung der Pflanze ist denkbar einfach und unkompliziert. Sie ist entweder als Samen oder als fertige Pflanze in gut sortierten Gärtnereien erhältlich. Der Samen wird zwischen März und Mai im Frühbeet ausgesät. Die jungen Pflänzchen werden dann in einem Abstand von ca. 30 cm in das Beet gepflanzt.

Kauft man fertige Pflanzen, so werden diese einfach in das Beet gepflanzt.

Tip:

> Wer nicht über ausreichend Erfahrung in der Samenaufzucht verfügt, sollte lieber die fertigen kleinen Pflänzchen kaufen.

Eine weitere Möglichkeit ist das Setzen von Wildpflanzen. Hier sollte man sich allerdings sicher sein, echtes Johanniskraut zu pflanzen und nicht einen anderen Vertreter dieser Pflanzengattung.

Ist im Kräutergarten bereits Johanniskraut vorhanden, können diese Pflanzen durch Teilung der weitverzweigten Wurzelstöcke problemlos vermehrt werden.

Merke:

> Für medizinische Zwecke wird nur das Tüpfeljohanniskraut verwendet. Beim Pflanzenkauf also darauf achten!

Weitere Mitglieder der Pflanzenfamilie

Wie schon erwähnt, hat die Pflanzenfamilie der Hartheugewächse weitere Mitglieder, die jedoch in ihren Inhaltsstoffen wesentlich schwächer als das echte Johanniskraut sind.

Hypericum maculatum

Diese Pflanze fällt durch ihren niedrigeren Wuchs auf. Sie erreicht nur eine Höhe von ca. 40 cm. Der Stengel ist hoch und zeigt vier erhabene Längsleisten. Weiter auffallend ist die geringe Anzahl von Öldrüsen auf den Blättern.

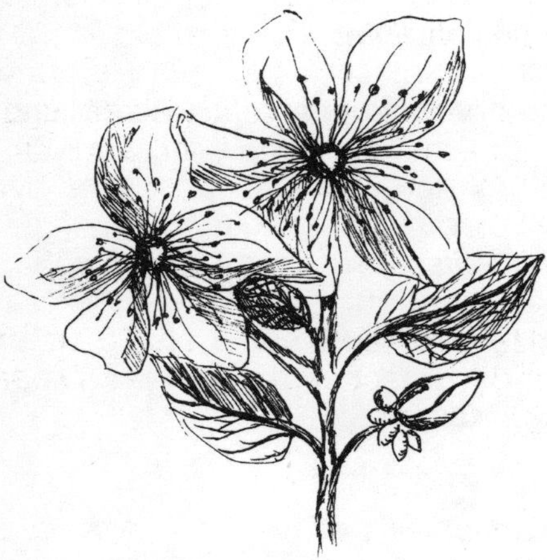

Johanniskrautblüte

Hypericum olympicum

Diese Pflanze wächst in kleinen Polstern und eignet sich daher sehr gut für Steingärten. Sie zeigt wunderschöne hellgelbe Blüten, die in Harmonie zur blaugrünen Farbe der Blätter stehen.

Hypericum montanum

Das Berg-Johanniskraut ist vorwiegend in den höheren Lagen anzutreffen. Der Stengel ist rund und steht ganz aufrecht. Die Pflanze erreicht eine Höhe bis zu ca. 60 cm. Auffällig sind die behaarten Blätter, in deren oberen Teil sich Öldrüsen befinden. Die Blätter zeigen eine etwas bläßliche Farbe.

Hypericum polyphyllum

Diese Pflanze hat schuppenartige Blätter und gelbe Blüten. Sie erreicht eine Höhe von ca. 15 cm.

Hypericum humifusum

Diese Pflanze wird kaum höher als 15 cm und hat niederliegende, kriechende Stengel. Diese sind rund mit zwei Kanten.

Hypericum coris

Die Blütenfarbe dieser Pflanze ist hellgelb. Sie wächst bis zu ca. 10 cm.

Hypericum hirsutum

Ein besonders auffälliges Kennzeichen dieser Pflanze ist ihre völlige Behaarung. Die rundgeformten Stengel stehen aufrecht. Das Gewächs erreicht eine Höhe von ca. 120 cm.

Hypericum tetrapterum

Diese Pflanze erreicht ein Höhe von ca. 60 cm. Die Stengel zeigen eine rundlich-eckige Form. Ein besonderes Kennzeichen dieser Pflanzenart ist, daß die Blätter nur einige Öldrüsen aufweisen.

Hypericum calycinum

Die bis zu 30 cm hoch wachsende Pflanze hat lederartige Blätter und liebt halbschattige Plätze.

Hypericum calycinum ist die einzige Pflanze der Johanniskraut-Familie, die Standorte im Halbschatten bevorzugt.

Hypericum pulchrum

Das Auffällige an dieser Pflanze sind ihre herzförmigen Blätter. Der Stengel hat eine runde Form. Die Pflanze wird bis zu ca. 50 cm hoch.

Tip:

Auch für Balkonkästen ist die blühende Pflanzenfamilie des Johanniskrauts ein dekorativer Blickfang!

Heilkundliche Geschichte des Johanniskrauts

Von der Antike bis zur heutigen Zeit

Hippokrates von Kos (um 460–377 v. Chr.)

Bereits in der Antike war die heilende Wirkung des Johanniskrauts bekannt. Auch der griechische Arzt Hippokrates beschäftigte sich ausgiebig mit dem Johanniskraut. Er galt damals als „moderner" Arzt, denn er hatte die Fähigkeit, die Magie der bislang vorherrschenden altorientalischen Medizin durch exakte Beobachtungen der Kranken und genaue Aufzeichnungen verschiedener Krankheitsbilder zu ersetzen.

Zur Linderung von Beschwerden verwendete er hauptsächlich Heilpflanzen. Dem Johanniskraut sprach er lindernde Wirkung bei Erkrankungen der Lunge und die Beschleunigung der Wundheilung zu.

...lauter und heilig sein Leben wie seine Kunst zu bewahren, in Keuschheit leben und die hohe Kunst ausüben.
(Auszug aus dem Hippokratischen Eid, den Studenten an der Schule von Hippokrates nach dem Arztstudium ablegen mußten.)

Dioskurides (um 50 n. Chr.)

Der griechische Arzt Dioskurides, der zur Zeit der Herrschaft der Kaiser Claudius (10 v. Chr. – 54 n. Chr.) und Nero (37 n. Chr. – 68 n. Chr.) lebte, beschrieb in seinem berühmten Werk, einer fünf

Bände umfassenden Heilpflanzenlehre („Materia medica“), mehr als 800 Heilpflanzen, darunter auch ausführlich das Johanniskraut. Es sollte hilfreich gegen Ischiasbeschwerden, Blasenschwäche und Brandwunden sein und dazu auch eine menstruationsfördernde Wirkung haben.

Der Strauch hat eine Blüte wie die Levkoje, welche, zwischen den Fingern gerieben, einen blutähnlichen Saft abgibt, weshalb es auch Androhaimon (Männerblut) heißt.

Während des Mittelalters und der Renaissance erlangte die Pflanzenheilkunde wieder den Stellenwert, den sie einst in der Antike hatte. Viele Klostergärten wurden zum Anbau von Heilpflanzen genutzt. Die wohl bekannteste Vertreterin dieser Zeit war die Äbtissin und Mystikerin Hildegard von Bingen.

Hildegard von Bingen (1098–1179)

Sie trat in das Benediktinerkloster Disibodenberg ein und gründete 1150 das Kloster Rupertsberg in der Nähe von Bingen am Rhein. Dort kultivierte sie im Klostergarten Kräuter und Heilpflanzen und zeichnete ihre Erfahrungen und Beobachtungen für die Nachwelt auf. Viele dieser Heilrezepte haben bis heute ihre Gültigkeit nicht verloren.

Auch sie hat sich ausführlich mit Johanniskraut beschäftigt und sprach der Pflanze eine heilende Wirkung zu.

Albertus Magnus (1193–1280)

Der Dominikanermönch und spätere Bischof von Regensburg wurde wegen seinen umfassenden Kenntnissen in den Naturwissenschaften und in der Philosophie auch als „Doctor universalis“ bezeichnet. Nicht nur Botanikern sind seine „Erläuterungen zu Pseudo-Aristoteles“, einem Standardwerk der Heilpflanzenkunde, bekannt. Auch hier wird auf das Johanniskraut eingegangen.

Hieronymus Bock (1498–1554)

Ebenfalls um die Heilpflanzenkunde verdient hat sich Hieronymus Bock gemacht. In seinem 1532 veröffentlichten Buch „Contrafayt Kreuterbuch“, das mit sehr naturnah angefertigten Holzschnitten ausgestattet wurde, schreibt er dem Johanniskraut blutstillende, wundheilende und harntreibende Wirkung zu.

Auch in seinem 1549 erschienenen Werk, „New Kreütterbuch von unterscheidt Würchung und Namen der Kreutter, so in Teutschen landen wachsen“ wird ebenfalls ausführlich auf das Johanniskraut eingegangen.

Leonard Fuchs (1501–1566)

Dieser weitere Kenner der Heilpflanzenwelt beschrieb die Wirkung von Johanniskraut, im speziellen bei rheumatischen Beschwerden, wie folgt:

Sein Samen gesotten und vierzig Tage nacheinander getrunken, heilt das Hüftweh.

Sein Rezept zur Heilung von Wunden lautete:

„Die Blätter mit Samen zerstoßen und übergelegt, heilen den Brand. Die Blätter gedörrt, und zu Pulver gestoßen in die faulen Schäden und Geschwüre gestreut, heilen dieselbigen.

Paracelsus (1493–1541)

Das Johanniskraut, so heißt es, sei das Lieblingskraut des Arztes und Reformators Theophrastus Bombastus von Hohenheim gewesen, der sich selbst Paracelsus nannte.

Als Sohn einer alten, berühmten schwäbischen Familie im Kanton Schwyz geboren, wurde er schon früh von seinem Vater, selbst Arzt, in Alchemie, Medizin und Chirurgie unterrichtet. Später studierte er Medizin und erhielt in Ferrara, Italien, seinen Doktortitel. Nach seinem Studium unternahm er zahlreiche Reisen und besuchte Ärzte, Alchemisten, Zigeuner und kluge Frauen, von denen er zahlreiche Tips und Ratschläge erhielt.

Paracelsus stand der damals vorherrschenden Signaturenlehre sehr nahe. Diese Lehre, deren Ursprung in der Antike liegt, beinhaltet den Versuch, die heilende Wirkung von Pflanzen mit dem Auge erkennen zu können. So ordnete man z. B. Pflanzen mit roten Blüten und Früchten der Heilung von Blutkrankheiten zu.

Paracelsus bezeichnete das Johanniskraut als „Nervenkraut“ oder „Sonnenschein für die Seele“.

Der junge Paracelsus war überzeugt, daß

Gott den Menschen mit einem natürlichen Licht ausgestattet habe, das ihn befähigt, die Heilkräfte der Natur zu erkennen.

Er stellte fest, daß das Johanniskraut durch seine porösen Stellen in den Blättern für die Wundheilung geeignet sei.

Erst im fortgeschrittenen Alter studierte Paracelsus u. a. die Werke des Botanikers Hierolano Francostero (1483–1533), der in seinem Buch „De Sympathia et Antipathia rerum liber I“ feststellte, daß sich erst die verschiedenen Inhaltsstoffe, damals „stoffliche Mittler“ genannt, für die Heilwirkung einer Pflanze verantwortlich zeigen.

Was wir sehen, ist nicht die Arznei, sondern der Corpus, darin sie liegt. Das da sichtbar ist, ist das Äußere, das nicht dazu gehört,
stellte er fest.

Paracelsus glaubte, daß das Johanniskraut eine Art Universalheilmittel sei. In einem seiner Bücher schreibt er über die Heilpflanze:

Nichts vertreibt die Krankheit als Stärke ... So soll man die Arznei in der Kraft suchen, in welcher die Stärke wider das ist, das es gebraucht werden soll. Auf solches folgt nun, daß *perforata* (Johanniskraut) auch eine solche Stärke hat, die Gott in *perforatam* gelegt hat. Durch die selbige Stärke treibt sie das Gespenst der Natur hinweg, auch in Heilung der Wunden und Knochenbrüche ... Und ist *universalis medicina* über den großen Menschen ...

Merke:

> In der Renaissance wurden die Inhaltsstoffe einer Heilpflanze als „stoffliche Mittler" bezeichnet.

Paracelsus war der erste, der das Johanniskraut nicht nur zur Wundheilung, sondern auch bei „tollen Phantasien", also zur Behandlung von Depressionen verwendete. Dieser Gemütszustand wurde von ihm wie folgt beschrieben:

...Phantasma, eine Krankheit ohne ein Corpus und Substanz, sondern allein im Geist der Contemplation wird ein anderer Geist geboren, von welchem der Mensch regiert wird.

Merke:

> Die von Paracelsus festgestellte antidepressive Wirkung des Johanniskrautes konnte inzwischen medizinisch nachgewiesen werden.

Gott hat mit diesem Kraut ein Zeichen gesetzt, allein wegen der Geister und tollen Phantasien, die den Menschen zur Verzweiflung bringen.

Der Arzt empfahl die Verwendung auch bei inneren Eiterungen, Würmern und Quetschungen. Aufzeichnungen belegen, daß Paracelsus das Johanniskraut in Verbindung mit Erkrankungen des Nervensystems bringt, wie z. B. entzündliche Erkrankungen der peripheren Nerven (Rheumatismus, Ischias usw.).

Seine Begeisterung für dieses Heilkraut drückte er wie folgt aus:

Seine Tugend kann gar nicht beschrieben werden, wie groß sie eigentlich ist ... Es ist nicht möglich, daß eine bessere Arznei für Wunden in allen Ländern gefunden wird.

Sebastian Kneipp (1821–1897)

Der bekannte Pfarrer und Naturheiler, ein begeisterter Anhänger der gesunden Lebensweise, beschreibt in seinem 1889 erschienen Werk „So sollt ihr leben“ ausführlich das Johanniskraut und dessen Anwendungsgebiete:

Das Johanniskraut führte wegen seiner grossen Wirkung wegen früher den Namen Hexenkraut ... Dieses Heilkraut übt besonderen Einfluß aus auf Gasbildung, Verstopfung, Leberstauung ... Kopfleiden, die von wässerigen Stoffen oder Verschleimungen im Kopfe herrühren, leichte Verschleimungen von Brust und Lunge heilt Tee von Johanniskraut in Bälde ... Mütter, denen kleine Bettnässer viel Arbeit und Sorge bereiten, wissen von der stärkenden Wirkung eines solchen Tees manches zu berichten ...

Kneipp erfand auch die Rezeptur zur Herstellung von Johanniskrautöl:

Man setzt frische Blumen mit reinem Oliven- oder Leinöl in verschlossener Flasche für etwa zehn bis vierzehn Tage an die Sonne. Danach entfernt man die Blumen und erneuert sie so oft, bis eine dunkelrote Färbung des Öls erreicht ist.

In der heutigen Zeit erlebt das Johanniskraut eine Renaissance. 1941 wurde es unter dem Namen *Herba hyperici* in das Ergänzungsbuch des Deutschen Arzneibuchs eingetragen und fand dadurch erstmalig die Anerkennung der Schulmedizin.

Gerade naturheilkundlich orientierte Ärzte verwenden heute gerne Johanniskraut, u.a. gegen Wechseljahrsbeschwerden bei Frauen und gegen Depressionen im allgemeinen.

Inhaltsstoffe und Wirkung des Johanniskrauts

Wertvoll ist das, was man nicht sieht

Die Inhaltsstoffe sind es, die das Johanniskraut für die Gesundheit und das Wohlbefinden so wertvoll machen.

Unter den Inhaltsstoffen einer Pflanze versteht man die Stoffe, die dem Stoffwechsel der Pflanze entstammen. Sie sind sozusagen eine Sonderleistung der Pflanze, denn sie sind für das Gewächs nicht lebensnotwendig. Deshalb findet man sie auch nicht bei allen Pflanzen vor. Teilweise dienen die Inhaltsstoffe der Pflanze zum Anlocken von Insekten oder sie werden zur Abwehr verwendet.

Das Johanniskraut verfügt über viele wichtige Inhaltsstoffe, die für die große Heilwirkung verantwortlich sind und die das Tüpfelheukraut berühmt gemacht haben.

Hyperizin

Der wichtigste Wirkstoff ist ohne Frage das Hyperizin, ihm wird u.a. die antidepressive Wirkung des Krautes zugeschrieben. Dieser Stoff gilt als „Leitsubstanz“ des Johanniskrauts.

Merke:

Johanniskrautblüten enthalten bis zu 0,3 Prozent des Inhaltsstoffes Hyperizin.

Damit deutlich wird, was Hyperizin im Gehirn bewirkt, muß man die dort stattfindenden Abläufe genauer betrachten. Im Gehirn werden bestimmte Reize von einer Gehirnzelle zur anderen übertragen. Dabei wird ein Stoff, Dopamin genannt, ausgeschüttet. Eine weitere nahe gelegene Zelle überprüft diesen Stoff, liest sozusagen seine Botschaft und nimmt diesen auf. Damit ist auch diese Zelle aktiviert usw. Erwähnt werden muß noch, daß Dopamin eine erregungshemmende Wirkung aufweist. Dopamin wird im Gehirn zu Noradrenalin umgewandelt, was wiederum euphorisierend wirkt. Ist nun die normalerweise harmonisch verlaufende Umwandlung der beiden Stoffe gestört, verspürt man eine innere Unruhe oder gerät in depressive Stimmungen.

Das ist dann der Fall, wenn das Gehirn zu wenig Dopamin hat und somit die Erregung der Gehirnzellen nicht mehr richtig funktioniert. Schwere Funktionsstörungen können schwere Erkrankungen, wie z. B. Schizophrenie verursachen.

Merke:

> Dopamin wirkt erregungshemmend, Noradrenalin hingegen erregungsfördernd.

Hyperizin ist für die Regulierung von Dopamin und Noradrenalin im Gehirn zuständig. Es hat die Fähigkeit, zu veranlassen, daß weniger Dopamin in

Noradrenalin umgewandelt wird. Damit gibt es im Gehirn weniger Noradrenalin, also weniger von dem erregungsfördernd wirkenden und mehr von dem beruhigenden Stoff. Das Resultat ist Ausgeglichenheit und innere Ruhe.

Tip:

Der Inhaltsstoff Hyperizin im Johanniskraut fördert die Bildung des erregungshemmenden Stoffs Dopamin.

Aber Hyperizin kann noch viel mehr: Es hat die Fähigkeit, die Wirkung des Lichts auf die Zirbeldrüse zu verstärken.

Diese an der Gehirnbasis gelegene Drüse (Epiphyse) produziert etliche wichtige Hormone und ist vermutlich das zentrale Regelorgan für die innere Zeitsteuerung. Hyperizin stimuliert die Zirbeldrüse positiv und beugt zusätzlich Hormonstörungen vor.

Merke:

Hyperizin verstärkt die positive Wirkung des Lichtes auf die Zirbeldrüse.

Im speziellen sorgt es dafür, daß bei Tag weniger und bei Nacht mehr Melatonin, ein neurosekretorisches Hormon der Zirbeldrüse, ausgeschüttet wird. Dieses Hormon ist u.a. für die Aktivität am Tag und für den Schlaf während der Nachtstunden mitverantwortlich. Es wurde 1958 entdeckt und kann seit 1960 sogar chemisch hergestellt werden.

Während der grauen, meist sonnenlosen Winterzeit fühlt man sich oft müde, lustlos und abgespannt. Ganz anders ist das im Sommer, wenn die Sonne scheint. Während dieser Zeit hat man das Gefühl, Bäume ausreißen zu können, und die tägliche Arbeit geht einem leichter von der Hand. Wie Forschungen ergeben haben, hängen diese verschiedenen Stimmungslagen eng mit dem Einfluß des Lichts zusammen. Bekommt die Zirbeldrüse nicht genug Licht, produziert sie mehr von dem stimmungssenkenden Hormon Melatonin.

Merke:

> Wenn die Zirbeldrüse zu wenig Licht bekommt, löst das depressive Stimmungen aus.

Das passiert normalerweise nur in der Nacht während des Schlafes. Ist es aber auch am Tag relativ dunkel, läßt die Produktion von Melatonin nicht nach. Das Resultat dieser gestörten Produktion ist unerfreulich: Man wird von Müdigkeit am Tag, Lustlosigkeit und depressiven Gedanken geplagt und kann nachts nicht durchschlafen oder leidet unter Einschlafstörungen.

Merke:

In der Zirbeldrüse wird das stimmungssenkende Hormon Melatonin produziert.

Noch etwas sehr Wichtiges muß erwähnt werden: Damit Hyperizin seine volle Wirkung entfalten kann, braucht es Licht. Daher sollten Sie auch im Winter täglich einen Spaziergang an der frischen Luft unternehmen. Besonders wenn Sie in einem Büro ohne Tageslicht arbeiten, sollten Sie einen täglichen Spaziergang als eine die Johanniskrautbehandlung unterstützende Maßnahme in Ihr Tagesprogramm aufnehmen, denn dieser kleine Aufwand schützt Sie vor Lustlosigkeit und Winterdepressionen.

Tip:

Der Inhaltsstoff Hyperizin kann seine volle Wirkung nur entfalten, wenn er genügend Licht bekommt.

Ätherische Öle

Ein weiterer wichtiger Inhaltsstoff des Johanniskrauts sind die ätherischen Öle. Darunter versteht man aus Pflanzen gewonnene Vermengungen von organischen Verbindungen mit flüchtigen Aromen. Ihren Namen erhalten sie von den in ihnen enthaltenen Äthern, die auch für den jeweiligen Geruch verantwortlich sind.

Merke:

Heilpflanzen, die ätherisches Öl enthalten, werden als aromatische Pflanzen bezeichnet.

Äußerlich betrachtet ähneln ätherische Öle fetten Ölen. Da sie chemisch aber anders aufgebaut sind, hinterlassen sie keinerlei Rückstände, wie das bei fetten Ölen der Fall ist. Hauptbestandteil ist das Phenylacetaldehyd, das in fast allen ätherischen Ölen enthalten ist. Die menschliche Schleimhaut ist in der Lage, sehr schnell ätherisches Öl aufnehmen zu können. Das Angenehme an ätherischen Ölen ist, daß sie keine Nebenwirkungen haben.

Eingenommen zeigen die ätherischen Öle des Johanniskrauts u. a. eine entwässernde und die Nerven beruhigende Wirkung. Äußerlich angewendet wirken sie schmerzlindernd, entzündungshemmend und bakterientötend.

Ätherische Öle verflüchtigen sich sehr schnell an der Luft. Daher sollte man getrocknetes Johanniskraut immer in einem lichtgeschützten Glas an einer kühlen Stelle aufbewahren.

Tip:

Bewahren Sie die ätherischen Öle im Johanniskraut durch eine fachgerechte Lagerung.

Gerbstoffe

Sie sind häufig in Pflanzen zu finden und dienen dem Gewächs als Schutz vor Verletzungen. Gerbstoffe sind Substanzen (Polyphenole), die in Wasser und teilweise in Alkohol löslich sind. Der Chemiker unterscheidet zwischen spaltbaren und nicht spaltbaren Gerbstoffen. Für eine medizinische Therapie sind die Gerbstoffe deshalb so wichtig, weil sie eine bakterienhemmende (bakteriostatische), antimikrobielle und zusammenziehende (adstringierende) Wirkung zeigen.

Gerbstoffe steigern die Widerstandskraft der Haut und senken die Reizempfindlichkeit. Außerdem fördern sie die Durchblutung des Herzmuskels und stärken dadurch das Herz. Ferner sind sie vorzüglich zur Heilung von Magen-Darm-Erkrankungen wie z. B. Durchfall geeignet.

Tip:

Johanniskraut weist einen sehr hohen Gehalt an Gerbstoffen auf – das ist mit ein Grund, weshalb es häufig zu Heilzwecken verwendet wird.

Hyperforin

Dieser Inhaltsstoff, ebenfalls im Johanniskraut zu finden, zeichnet sich durch seine desinfizierenden und entzündungshemmenden Eigenschaften aus. Allerdings hat dieser Wirkstoff einen kleinen Nachteil. Weil er äußerst empfindlich ist, ist er nur in der frischen Pflanze vorhanden. Johanniskrauttee enthält so gut wie kein Hyperforin. Um die heilende Wirkung dennoch nutzen zu können, sollten Sie zur Behandlung von Hautentzündungen oder Hautunreinheiten frisch zubereitetes Johanniskrautöl oder Kompressen aus frischen Blüten verwenden.

Tip:

> Da Hyperforin Hitze und Licht nicht verträgt, sollten Sie Johanniskrautöl in einer lichtundurchlässigen Flasche an einem kühlen Ort aufbewahren.

Flavonoide

Ihre Farbe gab dieser Substanz den Namen. Das lateinische Wort *flavus* heißt übersetzt „gelb". Es handelt sich um gelbe Pflanzenpigmente, die in Extrakten – häufig zusammen mit Ascorbinsäure – zu finden sind.

Diese Inhaltsstoffe zeigen ein breites Spektrum an Heilwirkung. Sie helfen u. a. bei der Aktivierung körpereigener Abwehrkräfte, sind an verschiedenen Vorgängen in den Zellen beteiligt, stärken das Herz und haben eine krampflösende Wirkung. Flavonoide sind bei länger andauernden Krankheiten sehr geeignet. Daher sollte man eine Johanniskrautkur stets über einen längeren Zeitraum durchführen, damit sich die gewünschte Wirkung einstellt.

Die Flavonoide Querzitrin und Querzetin

Die beiden Hauptflavonoide, die das Johanniskraut beinhaltet, heißen Querzitrin und Querzetin. Sie sind dafür verantwortlich, daß die Arbeit des Neurotransmitters Serotonin im Gehirn gefördert wird.
Doch was ist eigentlich Serotonin? Dieser Neurotransmitter hat viele Aufgaben zu erfüllen. An erster Stelle ist er für positive Stimmungen verantwortlich. Daher bezeichnet man ihn oft als Glückshormon. Weiterhin trägt er zu einem erholsamen Schlaf bei. Auch für die Schmerzbekämpfung ist er mitverantwortlich, denn er setzt schmerzlindernde Stoffe frei.

Merke:

Das Hormon Serotonin steigert das Wohlbefinden.

Zu den Aufgaben von Querzitrin und Querzetin gehört auch der Schutz vor Viren und Tumoren. Die beiden Hauptflavonoide können bestimmte Stoffe in unserem Körper hemmen, die für die Entstehung von Dickdarmkrebs mitverantwortlich sind. Besonders das Querzetin wirkt hemmend auf Viren und damit auf alle Krankheiten, die von Viren verursacht werden.

Tip:

Bei der Dickdarmkrebsvorsorge übernimmt das Johanniskraut eine wichtige Rolle, da es krebsfördernde Substanzen in ihrem Wachstum hemmt.

Die Flavonoide Biapigenin und Amentoflavon

Weitere, für uns sehr wichtige Flavonoide, die ebenfalls im Johanniskraut zu finden sind, sind Biapigenin und Amentoflavon. Diese beiden Substanzen wirken angstmindernd und beruhigend. Ihre beruhigende Wirkung auf die Nerven drückt sich auch in verbesserter Schlafqualität aus.

Tip:

Wer unter Händezittern, Zähneknirschen während der Nacht oder vermehrter Schweißbildung leidet, sollte sich von der beruhigenden Wirkung des Johanniskrauts überzeugen lassen.

Glykoside

Unter diesem Begriff versteht man Zucker-, Phenol- bzw. Alkoholverbindungen. Diese, in Pflanzen sehr oft enthaltenen Inhaltsstoffe bestehen aus zwei Teilen, dem zuckerhaltigen und dem nichtzuckerhaltigen Teil.

Glykoside sind folglich chemische Verbindungen von Einfach-Zucker-Molekülen mit Molekülen von Nicht-Zucker-Substanzen (Aglykonen, abgeleitet vom griechischen Wort *aglykos,* übersetzt „Zucker“).

Tip:

Glykoside sind ein wichtiger Bestandteil vieler Herzmittel.

Die Heilkraft der Farbe Rot

Jede Krankheit hat eine Ursache. Diese liegt häufig im seelischen Bereich. Das wird in der Schulmedizin leider nicht mitberücksichtigt. Man hat sich angewöhnt, die Krankheit als solche zu betrachten, nicht aber den betroffenen Menschen mit seiner ganzen Persönlichkeit.

Naturheilkundlich orientierte Ärzte und Heilpraktiker kennen jedoch sehr wohl die starke Wirkung der Seele auf die Krankheiten. Sie versuchen bei einem Therapievorschlag nicht nur auf den kranken Körper, sondern auch auf die kranke Seele einzugehen. Die körpereigenen Abwehrkräfte wieder zu mobilisieren ist eine der Aufgaben, die eine Therapie haben sollte.

Das erkannte schon Paracelsus:

Es gibt keine Heilmittel und auch keine Heilkräfte, die man in den Körper hineinschütten könnte. Heilen kann nur einer. Es ist der unfaßbar kundige und unbegrenzt tüchtige Heilmeister in uns. Er ist imstande, alles zu kurieren... Wenn ich heilen will, kann ich nichts anderes tun, als ihm zu Kräften zu verhelfen.

Zu den ältesten Heilmethoden zählt die Verwendung von Farben. Die Farben der Pflanzen z. B. wurden schon immer als Mittel eingesetzt, die Kräfte im Körper des Menschen zu reaktivieren.

Merke:

> Die Farbtherapie zählt zu den ältesten Therapieformen, die wir kennen.

Die Farbtherapie basiert auf der Erkenntnis, daß die Ursache einer Erkrankung in der gestörten

Harmonie zwischen Körper und Seele liegt. Farbschwingungen von bestimmten Farben sollen die Eigenschwingung des kranken Körpers wieder aktivieren und so den Heilungsprozeß beschleunigen.

Merke:

Früher dienten bestimmte Farben als Schutz vor bösen Mächten.

Die Farbe Rot hat schon immer eine sehr wichtige Rolle gespielt. Rot war die Farbe der Kaiser und war, z. B. als Kleidungsfarbe, dem Volk verboten zu tragen.

Rot zeigt Signalwirkung, denken wir nur an die roten Autos der Feuerwehr. Rot ist der Lebenssaft, das Blut, ohne das wir nicht lebensfähig wären.

Rot ist aber auch der Saft, den man beim Zerreiben des Johanniskrauts erhält. Deshalb wurden dem Johanniskraut schon immer mystische Kräfte nachgesagt.

Heute wissen wir natürlich um die wertvollen Inhaltsstoffe des Krautes und lassen uns von dem mythischen Glauben nicht mehr beeindrucken. Dennoch bleibt festzuhalten, daß z. B. Johanniskrauttee nicht nur wegen der Wirkstoffe heilend wirkt, sondern auch wegen seiner herrlich roten Farbe.

Die Augen empfinden dieses Rot als angenehm und geben diesen positiven Eindruck an unsere Seele weiter. Hätte Johanniskrauttee eine aschgraue oder braune Farbe, würde dieser zusätzliche Heilungsaspekt, der nicht unterschätzt werden sollte, wegfallen. Farbtherapeuten sagen dem Johanniskrauttee deshalb eine größere Wirkung nach als den Dragees.

Merke:

Die schöne rote Farbe des Johanniskrauttees ist Balsam für die Seele.

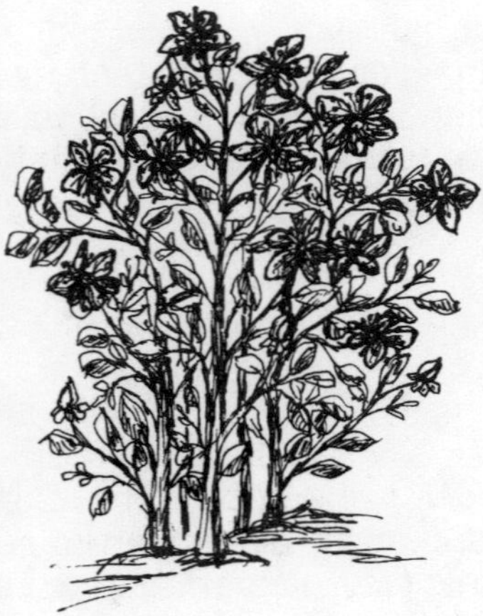

Hypericum perforatum

INHALTSSTOFFE UND WIRKUNG

Rot ist die Farbe der Liebe, die Farbe des Teufels, die Farbe des Feuers oder die Farbe der Aggression. Beim ersten flüchtigen Durchlesen dieser Aufzählung von Begriffen und Eigenschaften scheint es sich um Widersprüche, um sehr gegensätzliche Dinge zu handeln.

Bei genauerem Hinsehen jedoch kann man feststellen, daß alle diese Eigenschaften einen gemeinsamen Bezugspunkt haben:

Sie stehen für ein aktives Handeln und das Erzeugen von Aufmerksamkeit. Und genau das sind die positiven Wirkungen, welche die rote Farbe des Johanniskrauts in uns hinterläßt.

Man wird zwar mit dem Genuß von Johanniskraut innerlich ausgeglichener und ruhiger, wird aber deshalb nicht handlungsunfähig. Ganz im Gegenteil! Man wird aktiver, nur die Art, wie man die Aktivitäten in Angriff nimmt, hat sich geändert. Nicht kopfloses, nervöses Handeln steht jetzt im Vordergrund, sondern gezieltes Vorgehen in aller Ruhe.

Merke:

> Johanniskraut macht zwar innerlich ruhiger, verstärkt jedoch gleichzeitig auf angenehme Art und Weise das aktive Handeln.

Heilwirkung und Anwendungsgebiete des Johanniskrauts

Als natürliche Alternative zu chemischen Psychopharmaka wird das Johanniskraut erfolgreich zur Behandlung u. a. von depressiven Zuständen verwendet, da seine Inhaltsstoffe sich normalisierend auf die gestörten Energieströme im Gehirn auswirken. Die Wirkung kann mit der von Tranquilizern (Valium usw.) verglichen werden, jedoch besteht beim Johanniskraut nicht die Gefahr der Gewöhnung.

Merke:

> Johanniskraut gilt zu Recht als sehr gutes pflanzliches Antidepressivum.

Ferner hilft es bei der Behandlung von frischen oder schwer heilenden Wunden, Rheumabeschwerden und Hexenschuß. Es ist Heilmittel bei Magen- und Darmschleimhautentzündungen, Sportverletzungen und lindert nervöse Magenbeschwerden. Johanniskraut gilt als „Arnika der Nerven“ und wird bei Nervenentzündungen und -erkrankungen eingesetzt.

Merke:

> Unter den Heilkräutern gilt das Johanniskraut als das Kardinal-Nervenmittel.

Untersuchungen haben ergeben, daß nach regelmäßiger Einnahme von Johanniskraut über einen längeren Zeitraum hinweg Einschlafstörungen bis zu 100 Prozent und Durchschlafstörungen bis zu 92 Prozent verbessert werden konnten.

Unübertroffen ist die beruhigende, stimmungsaufhellende und antidepressive Wirkung im Klimakterium.

Tip:

Die beruhigende, angstlösende und stimmungsaufhellende Wirkung des Johanniskrauts wird besonders von Frauen, die sich im Klimakterium befinden, geschätzt und genutzt.

Auch die Kinderheilkunde greift gerne auf die heilende Wirkung des Johanniskrauts zurück und verwendet es u. a. gegen Bettnässen, Konzentrations- oder Sprachstörungen.

Merke:

Schwere Erkrankungen müssen unbedingt von einem Arzt behandelt werden. Von einer Eigenbehandlung ist in diesen Fällen dringend abzuraten!

Als Kosmetikum verwendet, leistet es als mildes Hautpflegemittel gute Dienste. Besonders fettige und unreine Haut profitiert von den wertvollen Inhaltsstoffen des Gewächses.

Johanniskraut regeneriert die Haut und beeinflußt den Stoffwechsel positiv.

Äußerlich ist das Johanniskraut u. a. ein probates Mittel bei schlecht heilenden Wunden oder nach Zahnextraktionen. Als Einreibung hilft es bei rheumatischen Beschwerden, Neuralgien und Blutergüssen nach Verletzungen.

Innerlich angewendet hilft das Johanniskraut u. a. bei Depressionen (z. B. in den Wechseljahren), gegen Bettnässen, bei Magengeschwüren und Nervosität.

Produkte aus Johanniskraut

Johanniskraut kann auf mehrere Arten verarbeitet werden. Sie können diese Produkte entweder selbst herstellen oder fertig in Apotheken oder gut sortierten Drogerien kaufen.

Johanniskrauttinktur

Diese Tinktur kann sowohl innerlich als auch äußerlich angewendet werden. Johanniskrauttinktur, innerlich angewendet, wirkt heilend gegen

Faden- und Spülwürmer im Darm. Es stärkt die Nerven, hilft bei Depressionen, Kopfschmerzen nach einer Gehirnerschütterung und bei Schlaflosigkeit. Äußerlich ist sie sehr zur Behandlung von unreiner Haut zu empfehlen.

Merke:

> Da Johanniskrauttinktur Alkohol enthält, darf sie bei Kindern nicht innerlich angewendet werden und sollte außerhalb der Reichweite von Kindern aufbewahrt werden.

Zutaten:
40 g Johanniskrautblüten
200 ml Alkohol, 45 %ig (in Apotheken erhältlich)

Zubereitung:
Blüten und Blätter von den Stielen zupfen und in ein dunkles Gefäß geben. Pflanzenteile mit Alkohol übergießen und das Glas gut verschließen. Ca. drei Wochen ziehen lassen. Ab und zu schütteln. Dann durch ein Sieb abseihen und in ein lichtundurchlässiges, verschließbares Gefäß abfüllen.

Anwendung:
Je nach Bedarf nimmt man von dieser Tinktur dreimal täglich 20 Tropfen. Äußerlich angewendet gibt man einige Tropfen auf einen sauberen Wattebausch und tupft damit vorsichtig die zu behandelnden Hautstellen ab. Dieser Vorgang kann, je nach Bedarf, mehrmals täglich wiederholt werden.

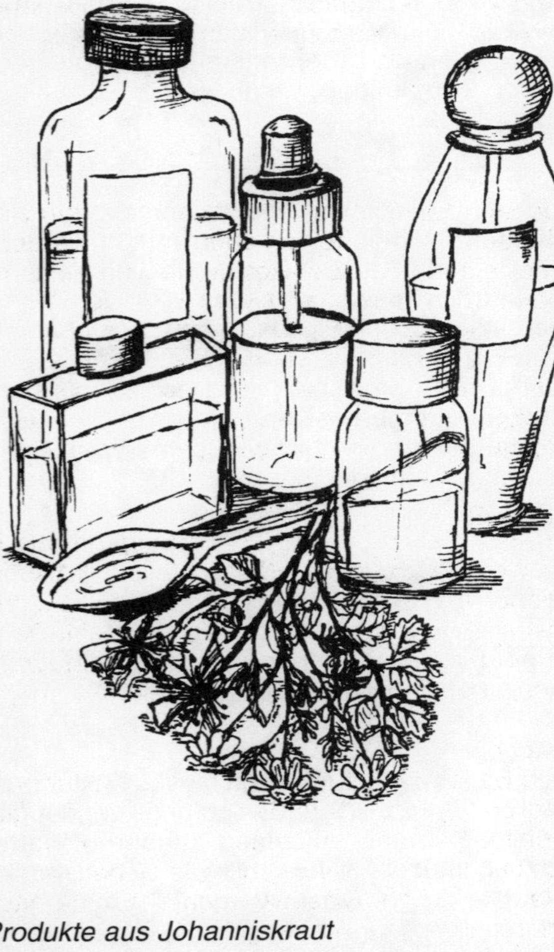

Produkte aus Johanniskraut

Merke:

> Johanniskraut ist keine Soforthilfe, sondern entfaltet seine Wirkungskraft erst nach ca. zwei Wochen und muß daher regelmäßig über einen längeren Zeitraum genommen werden.

Johanniskrautöl

Entzündungshemmend und schmerzlindernd sind die charakteristischen Eigenschaften des Johanniskrautöls. Daher eignet es sich, äußerlich angewendet, hervorragend u. a. bei Prellungen, Quetschungen, Verbrennungen ersten Grades und als Einreibemittel bei rheumatischen Schmerzen, Gicht, Rückenschmerzen oder Hexenschuß.

Tip:

> Wenn Sie verreisen, sollten Sie immer ein Fläschchen Johanniskrautöl in Ihrem Gepäck haben.

Innerlich verabreicht hilft es besonders bei nervösdepressiven Zuständen, z. B. während der Wechseljahre.

Sebastian Kneipp gab folgende Verwendungstips:

Das Johanniskrautöl ist ein herrlicher Balsam, der besonders gut bei Schwellungen, Hexenschuß, Gicht, Verrenkungen ist. In tausend Fällen hilft es rasch und ist das beste Mittel zur Verhütung des Aufliegens bei Kindern, Kranken und bei bettlägerigen alten Leuten.

Zutaten:
60 g frische Blüten
1 l Olivenöl von guter Qualität

Zubereitung:
Die frischen Blüten in einem Mörser zerstoßen. Zusammen mit dem Olivenöl in eine helle Flasche mit möglichst weitem Hals geben. Nun die Flasche fünf bis sechs Wochen in die Sonne stellen, damit sich die Inhaltsstoffe entfalten können.

Merke:

Erst unter Einwirkung von Sonnenlicht kann sich die heilende Kraft des Johanniskrautöls voll entwickeln.

Die Flasche muß gut verschlossen werden, damit der Gärungsprozeß voll einsetzen kann. Ab und zu Flascheninhalt gut durchschütteln. Wenn das Öl eine herrlich rotleuchtende Farbe erreicht hat, wird es durch ein sauberes Leinentuch gepreßt.

Merke:

> Je nach Sonnenscheindauer kann sich die Gärungszeit des Johanniskrautöls etwas verlängern oder verkürzen.

Der auf dem Leinentuch verbleibende Blütensatz muß gut ausgepreßt werden. Dann läßt man die Flüssigkeit eine weitere Woche abgedeckt stehen, damit sich das Wasser, das aus den Blüten stammt, vom Öl trennen kann. Zur Aufbewahrung gibt man das Öl in mehrere kleine verschließbare Fläschchen aus dunklem Glas. Zur Lagerung eignet sich ein kühler Ort, am besten der Kühlschrank. Je länger Sie das Öl aufbewahren, desto dunkler wird die rote Farbe. Allerdings sollte eine Lagerungszeit von maximal einem Jahr nicht überschritten werden.

Tip:

> Wer den Aufwand der Selbstherstellung vermeiden möchte, kann das fertige Öl in der Apotheke kaufen.

Anwendung:
Geben Sie einige Tropfen des Öls auf die Fingerspitzen und reiben Sie damit die betroffenen schmerzenden Stellen ein. Dieser Vorgang kann, je

nach Bedarf, mehrmals täglich wiederholt werden. Innerlich angewendet nimmt man zweimal täglich einen Teelöffel Öl – pur oder auf einem Zuckerwürfel – ein.

Tip:

Ein Fläschchen Johanniskrautöl, dekorativ mit einem Aufkleber und einer Schleife verziert, ist ein schönes Geschenk für gesundheitsbewußte Menschen.

Johanniskrautpulver

Auch diese Verarbeitungsform von Johanniskraut kann entweder selbst hergestellt oder als Fertigprodukt in der Apotheke gekauft werden. Allerdings ist die Verarbeitung zu Pulver nicht so üblich. Denn beim Einnehmen muß man darauf achten, möglichst viel Flüssigkeit dazu zu trinken, damit das Pulver nicht im Hals stecken bleibt.

Auch der Geschmack des Pulvers ist eigenartig. Deshalb bietet die Pharmazie Kapseln an, in denen das Pulver enthalten ist und die eine problemlose Einnahme ermöglichen.

Das in den Kapseln enthaltene Pulver enthält die wertvollen Inhaltsstoffe des Johanniskrauts in sehr konzentrierter Form.

Zubereitung:
Zerstoßen Sie die getrockneten Blüten in einem Mörser. Das so entstandene Pulver muß licht- und feuchtigkeitsgeschützt aufbewahrt werden.

Anwendung:
Nehmen Sie von diesem Pulver täglich einen Teelöffel. Bei gekauften Pulverkapseln entnehmen Sie die empfohlene Menge dem Beipackzettel der Packung.

Johanniskrauttee

Wenn Sie Johanniskrauttee in der Apotheke kaufen, erhalten Sie ein Heilkraut von hochwertiger Qualität. Der Apotheker ist per Gesetz dazu verpflichtet, die Reinheit und Qualität der Heilpflanze vor dem Verkauf zu überprüfen. Die jeweils gültigen Arzneibücher legen strenge Richtlinien fest, die er einhalten muß.

Tip:

Enthält Johanniskrauttee viereckig geformte Stengelteile, handelt es sich um minderwertige Qualität. Hier wurde das Johanniskraut mit anderen Arten der Pflanzenfamilie vermischt.

Die angegebenen Mengen auf den Packungen sind Grammangaben, Johanniskraut 100,0 z. B. bedeutet 100 g Inhalt.

Die wohl gängigste Verarbeitung von Johanniskraut ist der Tee. Dieser kann entweder als Kalt- oder Heißaufguß genossen werden. Bei einem Kaltaufguß wird der Tee mit kaltem Wasser angesetzt und bis zum Siedepunkt erhitzt, dann durch ein Sieb abgeseiht. Bei einem Heißaufguß wird der Tee mit siedendem Wasser übergossen und nach ca. zehn Minuten durch ein Sieb abgeseiht.

Tip:

Erst durch das Erhitzen des Krauts können sich die Inhaltsstoffe des Tees entfalten.

Für welche der beiden Methoden, Johanniskrauttee herzustellen, Sie sich entscheiden, bleibt natürlich Ihnen überlassen. Um Ihnen die Entscheidung leichter zu machen, sei erwähnt, daß ein Heißaufguß einen angenehmeren Geschmack hat, ein Kaltaufguß allerdings für den Magen bekömmlicher ist, da von den im Johanniskraut enthaltenen Gerbstoffen nur ein geringer Teil in den Tee übergeht. Andererseits aber zeigt ein Kaltaufguß meist eine geringere Wirkung.

Für beide Zubereitungsarten gilt:
Je kürzer Sie den Tee ziehen lassen, desto mehr reduzieren Sie auch die Wirkung der wertvollen Inhaltsstoffe. Darüber sollten Sie sich im klaren sein.

Johanniskrautwein

Eine seltenere Variante der Verarbeitung ist die Herstellung von Johanniskrautwein. Er schmeckt nicht nur lecker, sondern ist auch ein sinnvolles Geschenk für gesundheitsbewußte Menschen. Johanniskrautwein vertreibt schnell depressive Stimmungen. Natürlich darf das Getränk nur in kleinen Mengen genossen werden!

Zutaten:
9 EL getrocknetes Johanniskraut
1 l Weißwein

Zubereitung:
Man gibt den Wein zusammen mit dem Johanniskraut in ein verschließbares Gefäß und läßt das Ganze ca. eine Woche ziehen. Diesen Behälter täglich schütteln oder drehen. Dann seiht man die Flüssigkeit durch ein Sieb ab, preßt den Satz aus und füllt das Ganze in eine verschließbare saubere Flasche.

Anwendung:
Trinken Sie von diesem Wein täglich vor dem Schlafengehen ein Likörgläschen.

Tip:

Für die Herstellung von Johanniskrautwein sollte qualitativ hochwertiger, also kein billiger Wein verwendet werden.

Fertigpräparate aus Johanniskraut

Wer keine Lust oder Zeit hat, Johanniskraut selbst weiterzuverarbeiten, findet in jeder Apotheke ein großes Angebot an Fertigpräparaten. Um ein wirklich gutes Präparat zu erhalten, sollte man folgende Kriterien beim Kauf beachten:

- Achten Sie auf die Menge, die jedes Dragee enthält. Ist diese nur gering, muß der Tagesbedarf an Dragees erhöht werden, das heißt, Sie müssen häufiger eine neue Packung kaufen.

Tip:

Wer sich die Kosten der Dragees für einen Tag ausrechnet, kann am besten die einzelnen Präparate miteinander vergleichen.

- Manche Pharmafirmen bieten Dragees mit Zusatzstoffen, wie z. B. Geschmacksverstärkern, an. Da bisher die Wirkung von diesen Zusatzstoffen auf das Johanniskraut noch nicht ausreichend erforscht wurde, sollten Sie Präparaten ohne Zusatzstoffe den Vorzug geben.

- Nehmen Sie sich genügend Zeit, die Beipackzettel der einzelnen Präparate zu vergleichen. Lassen Sie sich nicht durch Empfehlungen anderer beeinflussen, sondern verlassen Sie sich nur auf das, was Sie selbst lesen!

Tip:

> Beachten Sie bei der Einnahme, daß die tägliche Ration ein Milligramm Hyperizin nicht übersteigen sollte.

Das Johanniskraut und seine Heilpartner

In einigen Fällen ist es sehr sinnvoll, Johanniskraut mit anderen Heilkräutern zu kombinieren. Zum einen wird dadurch die Wirkung der im Tüpfelheukraut enthaltenen Inhaltsstoffe verstärkt, zum anderen erhält man ein noch breiteres Wirkspektrum. Aus der Vielzahl der Heilkräuter, die uns Mutter Natur für solche Kombinationsmöglichkeiten zur Verfügung stellt, ist als erstes die beliebteste und klassische Kombination Johanniskraut-Baldrian zu nennen.

Johanniskraut und Baldrian

Diese beiden Heilkräuter ergänzen sich nicht nur optimal, sondern haben auch aus geschichtlicher Sicht sehr viel gemeinsam. Baldrian *(Valerina officinalis)*, im Volksmund auch unter dem Namen Tollerjan oder Katzenkraut bekannt, wurde lange als Schutz vor bösen Dämonen und Hexen verwendet. Schon die alten Griechen wußten über die beruhigende Wirkung dieser Heilpflanze positiv zu berichten. Baldrian ist eine sehr alte Heilpflanze, die der Beruhigung dient. Er wird aber auch zur Steigerung der Konzentrations- und Leistungsfähigkeit, zur Krampflösung, gegen Angstzustände, bei Beschwerden im Magen-Darm-Bereich und bei nervösen Herzbeschwerden angewendet.

Seine beruhigende Wirkung ist auf die Valepotriate (Valeranon, Valerensäure und Valirat) zurückzuführen.
Neben diesen Inhaltsstoffen enthält Baldrian u.a. auch noch ätherische Öle (ca. 1,5 %), Schleim und Gerbstoffe.

Da Johanniskraut und Baldrian an der Arbeit der Botenstoffe (Neurotransmitter) im Gehirn beteiligt sind, jede Heilpflanze aber für unterschiedliche Neurotransmitter zuständig ist, werden sie häufig bei nervösen Angstzuständen und Depressionen verabreicht und stellen, wie schon erwähnt, eine ideale Ergänzung dar.

Die Kombination aus Baldrian und Johanniskraut beruhigt die Nerven und macht gute Laune.

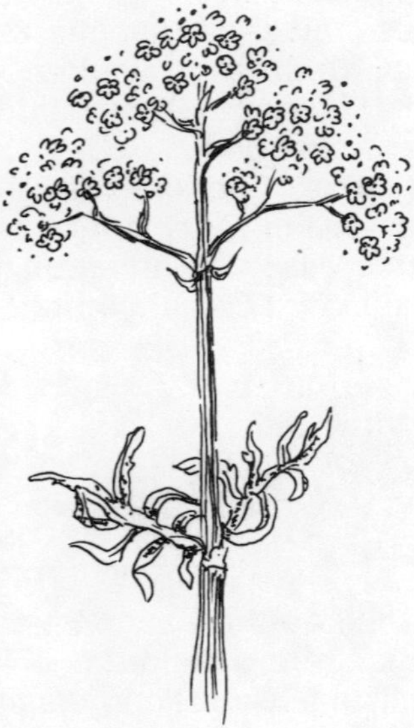

Baldrian

Wegen ihrer großen Wirksamkeit konnte diese Heilpflanzenkombination Einzug in die Schulmedizin halten. In der Naturheilkunde hat diese Kombination eine lange Tradition. Verschiedene Studien belegten, daß Johanniskraut ein probates Antidepressivum und Baldrian ein wirksames Mittel gegen Schlafstörungen ist. Zusammen sind beide sozusagen ein unschlagbares Team!

Eine vor kurzem veröffentlichte Studie brachte weitere interessante Erkenntnisse. Man fand heraus, daß Johanniskrautextrakt keine Wechselwirkung mit Alkohol zeigt, wie es bei vielen chemischen Antidepressiva der Fall ist.

Parallel zu diesem Extrakt können Extrakte aus der Baldrianwurzel verabreicht werden, die wirksam gegen Schlafstörungen helfen. Baldrianextrakt ist kein Mittel, das sofort gegen Schlafstörungen wirkt, vielmehr erzeugt es – über einen längeren Zeitraum eingenommen – einen Entspannungszustand, der die Einschlafbereitschaft unterstützt und einen gesunden, natürlichen Schlaf bewirkt.

Merke:

Sowohl Johanniskraut als auch Baldrian müssen über einen längeren Zeitraum eingenommen werden, damit sie ihre volle Wirksamkeit entfalten können.

Johanniskraut und Fenchel

Diese beiden Heilkräuter stellen eine weitere optimale Kombinationsmöglichkeit dar. Fenchel *(Foeniculum vulgare Mill.)* wurde bereits von den alten Griechen und Ägyptern angebaut. Schon Karl der Große verfügte 812 n. Chr. den Anbau von Fenchel. Um 1500 beschrieb man erstmals die Gewinnung des Fenchelöls durch Wasserdampfdestillation. 1574 wurde das Öl in der Arzneitaxe der Stadt Berlin aufgeführt.

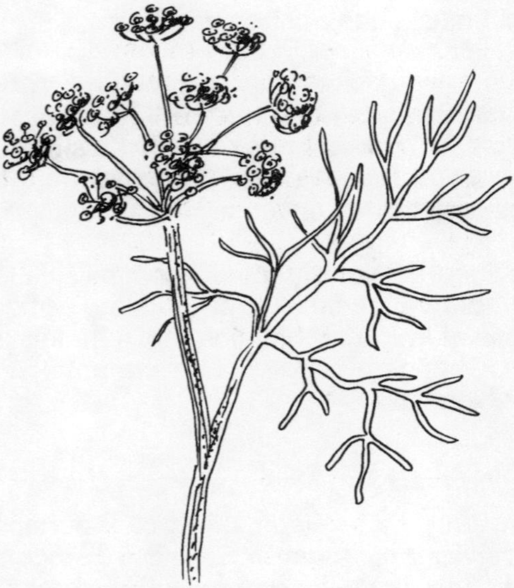

Fenchel

Diese Heilpflanze, auch Fehnkol, Finke, Fennekel oder Fenicht genannt, gehört zu der Familie der Doldengewächse und ist im Mittelmeerraum heimisch. Als Arzneipflanze wird sie großflächig angebaut. Fenchel riecht stark würzig. Im unteren Teil zeigt die Pflanze fiederschnittige Laubblätter. Die kleinen Blüten bilden eine bis zu 15 cm große Dolde. Aus dem Fruchtknoten geht eine länglicheiförmige Spaltfrucht hervor.

Am gehaltvollsten sind die im September geernteten Früchte (Fructus Foeniculi). Sie enthalten unter anderem als Wirkstoffe etwa 2,5 bis 6 % ätherisches Öl mit Anethol und das bitter und kampferartig schmeckende Fechon und Pinen.

Fenchel wird wegen seiner milden Wirkung als schleimlösendes und auswurfförderndes Mittel in Form von Teemischungen, Fenchelsirup und Fenchelhonig gegen Husten besonders häufig in der Kinderheilkunde verwendet.

Das Heilkraut wirkt krampflösend, milchflußfördernd und hat eine stimulierende Wirkung auf die Darmmuskulatur. In Kombination mit Johanniskraut wird die blähungsmindernde und krampflösende Wirkung verstärkt.

Tip:

Die Kombination Johanniskraut und Fenchel wirkt beruhigend und krampflösend auf Magen und Darm.

Johanniskraut und Melisse

Die Melisse *(Melissa officinalis L.)* war schon in der Medizin der alten Griechen und Römer bekannt. Der griechische Arzt Dioskurides (um 50 n.Chr.) beschreibt ausführlich ihre Heilwirkung. Im 10. Jahrhundert wurde sie von den Arabern nach Spanien eingeführt und kam von dort aus auch bald nach Mitteleuropa. Anfang des 16. Jahrhunderts waren das Kraut und das Melissenwasser bereits offiziell bekannt.

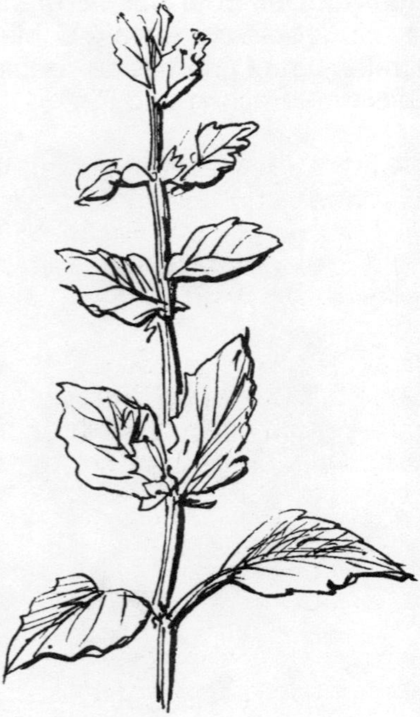

Melisse

Die milden Inhaltsstoffe dieser Heilpflanze passen wegen ihrer u. a. beruhigenden Wirkung sehr gut zu der des Johanniskrauts.

Johanniskraut und Efeu

Efeu ist auch eine Heil-, nicht nur eine Kletterpflanze. Diese Pflanzenkombination eignet sich hervorragend zur Heilung von Wunden. Das Johanniskraut wirkt auf die Wunde blutstillend und desinfizierend. Der Efeu *(Hedera helix)* beschleunigt die Wundheilung. Dank seiner wertvollen Inhaltsstoffe beugt der Efeu auch unschöner Narbenbildung vor.

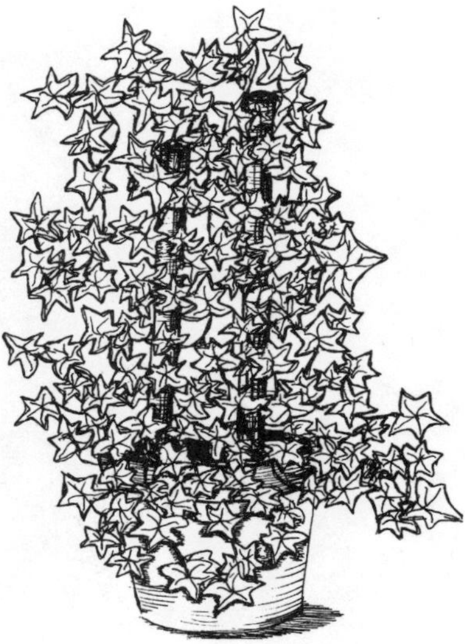

Efeu

Johanniskraut und Frauenmantel

Auch dem Frauenmantel *(Alchemilla vulgaris L.)* wurden früher, ähnlich wie dem Johanniskraut, magische Kräfte nachgesagt. Den Tautropfen auf den Blättern der Pflanze schrieb man wundertätige Eigenschaften zu. Es handelt sich aber nicht um Tautropfen, sondern um von den Blättern ausgeschwitzte Wassertropfen. Leider wird dieses Heilkraut von der Medizin oft zu wenig beachtet. Nur in der modernen Pflanzenheilkunde wird es u. a. in Form von Tee oder Teebeimischungen verwendet. In Kombination mit Johanniskraut hilft es bei Unterleibsbeschwerden von Frauen.

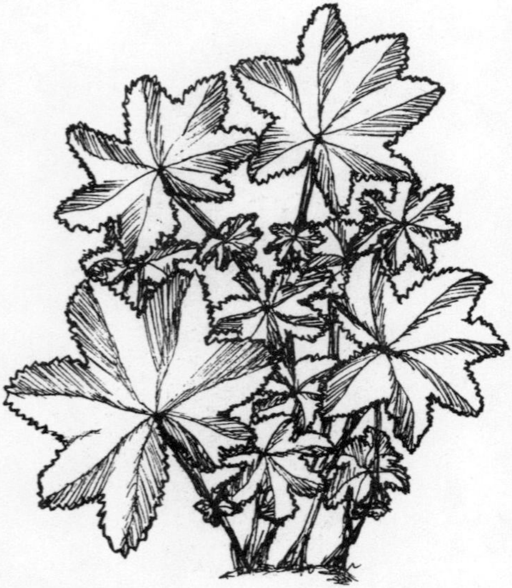

Frauenmantel

Tip:

Die Blüten des Frauenmantels können nicht nur für Teemischungen, sondern auch als hübsche, eßbare Dekoration auf Speisen verwendet werden.

Johanniskraut und Hopfen

Hopfen *(Humulus lupulus L.)* wird in der Pflanzenheilkunde seit etwa 200 Jahren verwendet. Wegen seiner Inhaltsstoffe, u. a. bis zu 30 % Harz, ätheri-

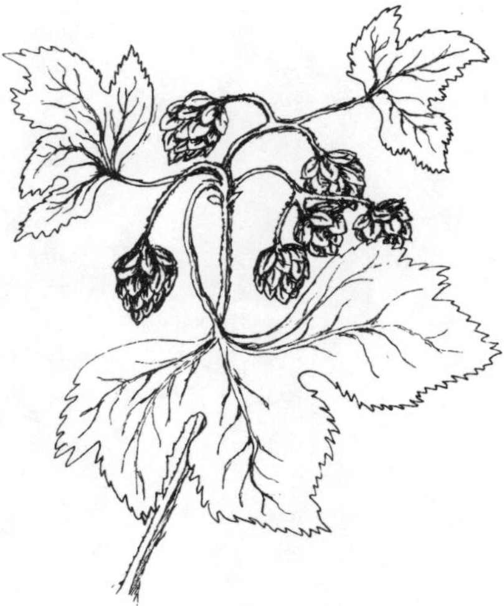

Hopfen

sches Öl, Humulon und Lupulon (beides Bitterstoffe), ist der Hopfen die ideale Ergänzung zum Johanniskraut, wenn es um Einschlafstörungen und die Behebung von Stimmungstiefs geht. Ferner beruhigt Hopfen den Magen-Darm-Bereich. Hopfenfrüchte dürfen allerdings nie frisch verwendet werden, da sie Schweißausbrüche, Erregungszustände und Hauterkrankungen (Hopfenpflückerkrankheit) hervorrufen können.

Tip:

Die beruhigende Wirkung von Bier ist auf die Inhaltsstoffe des Hopfens zurückzuführen.

Johanniskraut und Kamille

Bei den alten Ägyptern war die Kamille *(Matricaria chamomilla)* wegen ihrer weiß-gelben Blüte dem Sonnengott geweiht. Schon die alten Griechen und Römer schätzten ihre heilende Wirkung sehr. Im Mittelalter galt die Kamille als reines Frauenkraut und wurde hauptsächlich zur Behandlung von Wöchnerinnen verwendet. Heute gehört sie zu den bekanntesten Hausmitteln, die es gibt. Dank ihrer wertvollen Inhaltsstoffe zeigt sie entzündungshemmende und krampflösende Wirkung. Die Kombination beider Heilpflanzen wirkt entspannend, fördert eine gute Wundheilung und wirkt sich positiv auf die Stimmung aus.

Merke:

Wegen ihrer zahlreichen und wertvollen Inhaltsstoffe wird die Kamille im Volksmund auch Arzneikamille genannt.

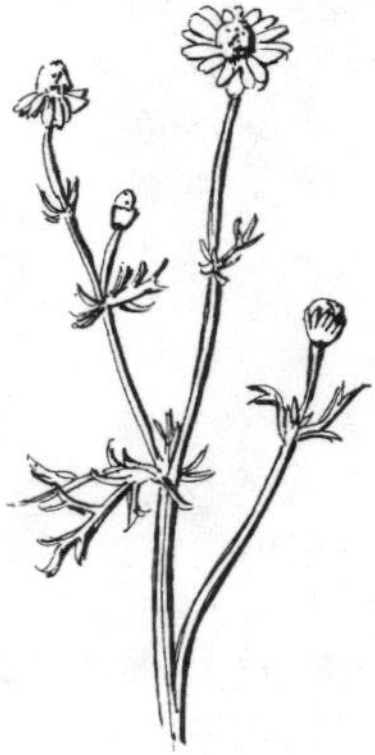

Kamille

Johanniskraut und Lavendel

Echter Lavendel kam im Mittelalter in Gebrauch und wurde als Augenmittel und gegen Motten angewendet. Der kleine Halbstrauch gehört zu der Familie der Lippenblütengewächse (Lamiaceae) und zeigt von Juli bis August ungefähr 1 cm lange lilafarbene Blüten. Die ganze Pflanze hat einen sehr angenehmen Duft.

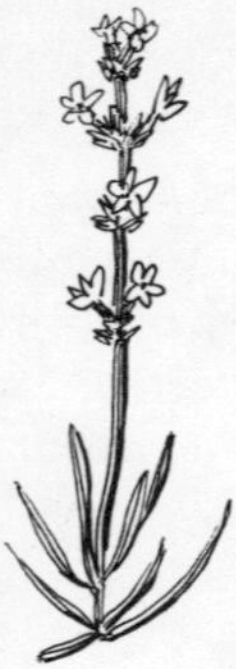

Lavendel

Sammelvorschrift:

Die Blüten mit Kelch werden ohne Blatt- und Stengelanteile vor ihrer vollständigen Entfaltung gesammelt und in lockerer Schicht getrocknet. Sie haben einen angenehm aromatischen Geruch und einen bitteren Geschmack.

Die getrockneten Lavendelblüten enthalten unter anderem etwa 12 % Gerbstoff sowie bis zu 3 % ätherisches Öl (Oleum Lavandulae).

Die Blüten wirken nervenberuhigend, schlaffördernd und – äußerlich als Lavendelöl verwendet – erfrischen die Haut.

Zusammen mit Johanniskrautöl, in das man gleichzeitig mit dem Johanniskraut einige Lavendelblüten gibt, hat man einen Badezusatz, der entspannend und beruhigend wirkt und zugleich einen wunderbaren Duft verströmt.

Tip:

Nicht nur allein wegen seiner wertvollen Inhaltsstoffe, sondern auch wegen seiner ansprechenden Farbe ist eine Johanniskraut-Lavendelöl-Mischung allgemein ein hübsches Geschenk, daß sich nicht nur für nervöse Menschen eignet!

Johanniskraut und Pfefferminze

Die Pfefferminze (Mentha piperita L.) wurde 1696 aus anderen Minzenarten gezüchtet. Minzen zählen zu den ältesten Heilpflanzen.

Die Pfefferminze gehört zu der Familie der Lippenblütengewächse (Lamiaceae) und ist unter anderem auch unter den Namen Balsam, Hausminz, Katzenkraut und Mutterkraut bekannt.

Die bis zu 80 cm hohe Pflanze zeigt lila Blüten und hat einen würzigen Geruch. Das Gewächs ist auf feuchten Wiesen und am Wasser zu finden.

Sammelvorschrift:
Man schneidet vor Beginn der Blüte die ganzen Triebe ungefähr 20 cm über dem Erdboden ab. Dann streift man die Blätter ab und breitet sie zusammen mit den Spitzen der Triebe in dünner Schicht zum Trocknen aus. Stengelteile sind anzuschneiden. Zweckmäßig ist die Verwendung von Warmluft bis zu 40 °C (Backröhre!).

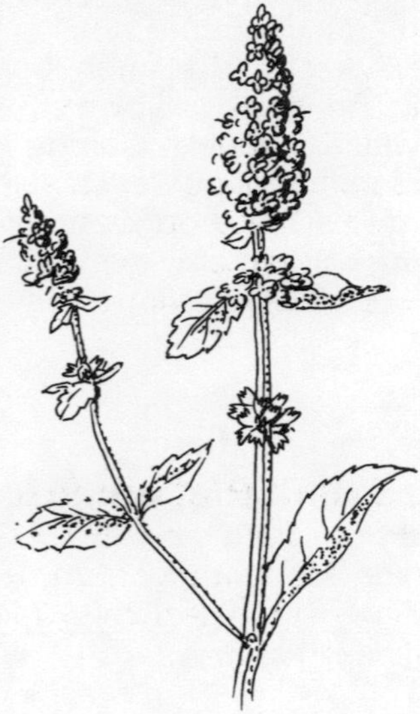

Pfefferminze

Die Droge hat einen durchdringenden, angenehm aromatischen Geruch und schmeckt würzig brennend mit einem kühlenden Nachgeschmack.
Pfefferminzblätter enthalten unter anderem bis zu 3 % ätherisches Öl, Gerbstoff, Bitterstoff und Flavonoide. Das ätherische Öl (Oleum Menthae piperitae) besteht zur Hälfte aus Menthol.
Die Wirkung der Pfefferminze beruht auf den krampflösenden und desinfizierenden Eigenschaften des ätherischen Öles. Sie wirkt bei Durchfallerkrankungen, Appetitlosigkeit, Blähungen und Magenbeschwerden.

In Kombination mit Johanniskraut erhält man eine Teemischung, welche die eben erwähnten Beschwerden lindert, die Nerven beruhigt und die innere Ruhe wieder herstellt. Gerade bei nervösem Magen oder einem schwachen Nervensystem sind Pfefferminze und Johanniskraut ideale und zuverlässige Heilpartner!

Tip:

Wer Geld sparen möchte, sammelt die Pfefferminze selbst oder baut sie sich im Garten oder auf dem Balkon an.

Johanniskraut und Schwarzer Holunder

Diese sehr alte Heilpflanze wurde bereits zur Pfahlbauzeit verwendet. Hippokrates gebrauchte besonders die Früchte, Theophrast, Dioskurides und Plinius erwähnen die ganze Pflanze, die auch noch im Mittelalter sehr geschätzt wurde.

Der Schwarze Holunder *(Sambucus nigra L.)* gehört zu der Familie der Geißblattgewächse und wird unter anderem auch Holder, Holderstock, Holler, Fliederbusch oder Kissekenbaum genannt. Er zeigt einen strauchigen, seltener baumförmigen Wuchs und kann eine Höhe bis zu 10 Metern erreichen. Die stark duftenden weißlichen Blüten stehen in doldenartigen Blütenständen. Die Beeren sind blauschwarz, saftig und dreisamig. Von Juni bis Juli werden die Blüten (Flores Sambuci) gesammelt und getrocknet. Sie enthalten Flavonoide, wenig ätherisches Öl, etwas Gerbstoff, Schleim und das Blausäureglykosid Sambunigrin.

Holunderblütentee zeigt eine schweißtreibende Wirkung und stellt bei Erkältungskrankheiten eine ideale Ergänzung zum Johanniskraut dar. Während

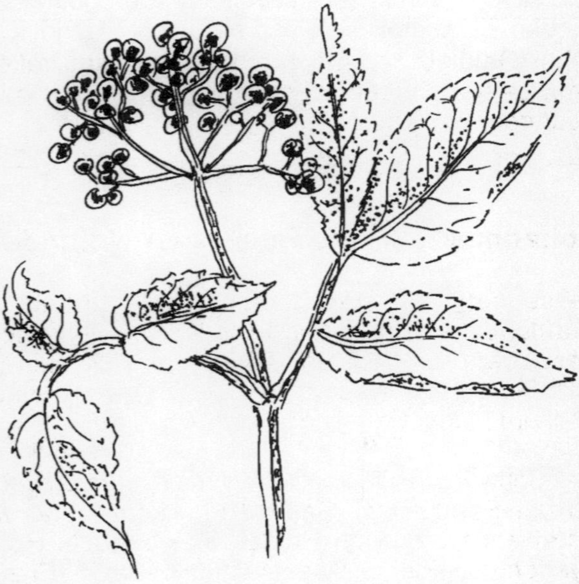

Holunder

der Holunder für die Behandlung der Grippesymptome verantwortlich ist, wirkt Johanniskraut beruhigend und hebt die Laune. Auf diese Weise können depressive Verstimmungen während einer Grippe gar nicht erst aufkommen!

Tip:

Da Holunder in unseren Breitengraden überall zu finden ist, kostet Sie diese natürliche Arznei keinen Pfennig!

Das Johanniskraut in der Homöopathie

JOHANNISKRAUT IN DER HOMÖOPATHIE

Das Johanniskraut ist auch für die Homöopathie interessant. Leider gibt es immer noch Zweifler, die Homöopathie mit Scharlatanerie verbinden. Inzwischen übernehmen aber sogar etliche Krankenkassen die Kosten für eine homöopathische Behandlung, ein sicheres Zeichen dafür, daß sich diese Heilmethode einen festen Platz in der naturheilkundlich orientierten Medizin erobert hat!

Um die Wirkung von homöopathischen Präparaten vollständig nachvollziehen zu können, muß erst einmal näher auf den Begriff Homöopathie eingegangen werden.

Unter diesem 1810 von Christian Friedrich Samuel Hahnemann (1755–1843) wieder entdeckten Heilverfahren versteht man eine Heilmethode, die nach dem Grundsatz „Gleiches wird mit Gleichem geheilt“ Genesung bringt. Der Begriff Homöopathie setzt sich aus den griechischen Wörtern *homoios* (= ähnlich) und *pathes* (= leidend, empfindend) zusammen.

Nicht nur der Erfolg spricht für die Anwendung dieses Heilverfahrens, sondern auch die Tatsache, daß homöopathische Arzneien im Körper keine schädlichen Nebenwirkungen hinterlassen.

Merke:

Homöopathische Arzneien verursachen im Körper keine schädlichen Nebenwirkungen, wie das bei chemischen Arzneien oft der Fall ist.

„Similia similibus“ (Heilt Ähnliches mit Ähnlichem). Dieser von Hahnemann aufgestellte Grundsatz bedeutet in der Praxis, daß ein Heilmittel, in größeren Mengen eingenommen, bei einem gesunden Menschen eine Krankheit erzeugen kann (man denke nur an die Wirkung der Tollkirsche, die, in größeren Mengen genossen, starke Vergiftungen verursacht), in kleineren Mengen jedoch, von einem Kranken eingenommen, die ersehnte Heilung bringt. Daraus folgerte Hahnemann: „Was eine Krankheit auslöst, kann sie auch heilen!“

Hahnemanns besonderes Interesse galt den Symptomen einer Krankheit, nicht dem eigentlichen Leiden. Da seine revolutionären Thesen im krassen Gegensatz zur damaligen Schulmedizin standen, wurde er schnell zu einer umstrittenen Person der neueren Medizingeschichte.

Grundsätze der Homöopathie

Drei Grundsätze stellen die Stützsäulen einer homöopathischen Behandlung dar.

Der erste Grundsatz:
„Ähnliches wird mit Ähnlichem geheilt.“

Der zweite Grundsatz:
Die Arzneimittelprüfung, kurz AMP genannt, am gesunden Menschen.

Hahnemann probierte ca. 100 Mittel an sich selbst aus. Er beobachtete die Reaktionen des gesunden Körpers auf die Arzneien und notierte diese. Diese

„Arzneimittelbilder“ bilden den Grundstock der modernen Homöopathie und sind auf über 1000 erweitert worden.

Der dritte Grundsatz:
„Allein die Dosis macht, ob ein Mittel giftig oder heilend wirkt.“

Dieser, ebenfalls von Samuel Hahnemann aufgestellte Grundsatz, kann anhand eines bekannten Beispieles erklärt werden. Wenn man sich vor Pocken schützen möchte, wird man mit einem ähnlichen Krankheitserreger geimpft. Durch diese Maßnahme wird eine aktive Immunisierung im Körper gegen genau diese Krankheit erreicht.

Die Verdünnung

Wie stark ein homöopathisches Mittel verdünnt ist oder nicht, ist für den Heilungserfolg von großer Bedeutung. Pflanzen, tierische Produkte oder Mineralien werden zu sogenannten Urtinkturen verarbeitet.

Durch Weiterverarbeitung („Verschüttelung“ oder „Verreibung“), durch Beimischen von verschiedenen Zusätzen, wie z. B. Alkohol, entstehen dann Tinkturen, Tabletten, Streukügelchen oder Injektionsflüssigkeiten. Der Vorgang der Verschüttelung, also die bestimmte Anzahl, mit der Urtinkturen gemäß einem bestimmten Verdünnungsverhältnis durch Schüttelschläge vermischt werden, bezeichnet man als Potenzierung.

Am häufigsten werden heute D-Potenzen (Decem = zehn) verwendet. D 1 entspricht also einem Verdünnungsgrad von 1:10, D 2 1:100 usw. Niedrige Potenzen (D1 bis D 5) finden heute die meiste Verwendung, aber es gibt auch mittlere (D 6 bis D 12) und hohe Potenzen (bis zu D 200).

Im Homöopathischen Arzneibuch (HAB) sind die Bestimmungen für die Herstellung homöopathischer Arzneimittel festgelegt. Es sind immerhin 46 Punkte, die dabei beachtet werden müssen!

Die Erstverschlimmerung

Wer eine homöopathische Arznei einnimmt, wird bereits nach kurzer Zeit eine Verschlimmerung seiner Beschwerden bemerken. Das ist kein schlechtes, sondern ein sehr gutes Zeichen. Der Homöopath spricht in diesen Fällen von einer Erstverschlimmerung. Sie zeigt dem Kranken zuverlässig an, daß der Arzt oder Heilpraktiker das richtige Mittel gewählt hat, und daß der Körper auf die Arznei und auch die verordnete Dosis anspricht. Tritt eine Erstverschlimmerung nach ca. vier Wochen immer noch nicht ein, sollten Sie noch einmal Ihren behandelnden Arzt oder Heilpraktiker aufsuchen.

Fundiertes homöopathisches Wissen und langjährige Erfahrungen sind notwendig, um das richtige Mittel für den Patienten zu finden. Bei der Wahl des Heilmittels muß der Mensch als ganzes betrachtet werden, nicht nur die Krankheit.

Johanniskraut und Homöopathie

Die frisch blühende Pflanze wird zu einer Essenz verarbeitet. Das homöopathische Mittel trägt den Namen *Hypericum perforatum* und wird u. a. bei Angstgefühlen, Bedrücktheit, Verwirrung und den Folgen einer Nervenverletzung eingesetzt. Es wirkt auch heilend bei Nervenschmerzen nach Operationen, nach Gehirnerschütterungen, bei Nervenquetschungen, Ausbleiben der Menstruation, photosensiblen Hautkrankheiten, Muskelschmerzen und Depressionen.
Die gebräuchliche Verdünnung ist D1 bis D30, bei Ampullen D4, D6 oder D12.

Gesund durch Johanniskraut

Selbstmedikation – nein danke!

Krankheiten haben immer eine Ursache, und die sollte in den meisten Fällen von einem Fachmann geklärt werden. Zu groß ist die Gefahr, daß aus akuten Beschwerden chronische werden. Liegt der Grund einer Krankheit im organischen Bereich, muß diese unbedingt von einem Fachmann behandelt werden.

Ganz anders sieht es natürlich bei kleineren Beschwerden aus. Hier bietet es sich eher an, eine Selbstmedikation durchzuführen. Aber in diesen Fällen auch nur dann, wenn Sie die Signale Ihres Körpers gut kennen und Sie auch richtig zu deuten wissen.

Sprechen Sie mit Ihrem Arzt oder Heilpraktiker über das Johanniskraut. Lassen Sie sich über die vielfältigen Anwendungsmöglichkeiten beraten und auch über die für Sie richtige Dosierung. Ausgerüstet mit diesem Grundwissen können Sie eine Johanniskrautkur beginnen, ohne das ungute Gefühl zu haben, etwas falsch zu machen.

Merke:

Leichtere Beschwerden können selbst behandelt werden. Bei schwereren Erkrankungen muß ein Fachmann zu Rate gezogen werden. Johanniskraut bietet sich jedoch in vielen Fällen als eine die Therapie optimal ergänzende Behandlungsform an.

Ein gesunder Körper ist gerne gepaart mit einer heiteren Seele.
(August von Kotzebue)

Ob man bei diesem Ausspruch an das Johanniskraut dachte? Man weiß es nicht, sicher jedoch weiß man, daß das Tüpfelheukraut bei vielen Beschwerden eine unentbehrliche Hilfe ist und entscheidend den Heilungsprozeß unterstützt.

Beschwerden, die mit Johanniskraut behandelt werden können

ANGSTGEFÜHLE

Immer mehr Menschen leiden unter Angstgefühlen. Diese führen zu inneren Spannungen und sehr ernst zu nehmenden psychischen und körperlichen Störungen. Das griechische Wort für Angst *angchein,* übersetzt „Würgen", charakterisiert wohl am treffendsten die Angstgefühle. Angst steht in enger Verbindung mit Enge. Der Betroffene fühlt sich bedroht, er reagiert mit Hilflosigkeit oder Panik. Der Hormonhaushalt wird aktiviert, die Spannung im vegetativen Nervensystem gesteigert. Die Folgen davon sind erhöhter Herzschlag, beschleunigter Stoffwechsel, angespannte Muskeln, Verstopfung, Konzentrationsschwäche, blasse Gesichtshaut, feuchte Hände, trockener Mund und weit geöffnete Pupillen.

Panikattacken und Angstzustände sollten immer von einem Fachmann behandelt werden.

Bei chronischen Angstzuständen wird auch der Körper in Mitleidenschaft gezogen.

Unter psychologischer Anleitung kann der Betreffende die Ursachen für seine Phobien finden. Nur so hat er eine wirkliche Chance, sich von seinen Ängsten zu befreien. In größeren Städten gibt es Selbsthilfegruppen, die sich mit diesem Thema beschäftigen. Scheuen Sie sich nicht, sich an diese geschulten Berater zu wenden.

Neben einer durch einen Fachmann geleiteten Therapie, individuell auf den Betroffenen abgestimmt, leistet das Johanniskraut bei Angstzuständen wertvolle Hilfe.

Generalisierte Ängste

Eine weitere Form der Angstzustände sind die generalisierten Ängste, unter der viele Menschen leiden. Die Betroffenen sind ständig in Sorge und machen sich über alles Gedanken. Sie ängstigen sich oft um Dinge, die eigentlich keiner Sorge bedürfen. Daher wirken diese Menschen sehr nachdenklich und strahlen oft ein depressives Verhalten aus.
Diese Form der Angst muß von einem Therapeuten behandelt werden. Als die Therapie begleitende Maßnahme hat sich die Einnahme von Johanniskraut über einen längeren Zeitraum hinweg bewährt.

Tip:

Viele psychiatrische Kliniken in Großstädten beschäftigen sich mit dem Thema Angst und haben Beratungsstellen eingerichtet. Die jeweiligen Adressen findet man im Telefonbuch.

Johanniskraut gegen Angst

Wie schon erwähnt, enthält Johanniskraut u. a. die Flavonoide Querzitrin und Querzetin, die das „Glückshormon“ Serotonin im Gehirn steuern. Es muß also nicht gleich zu chemischen Mitteln gegriffen werden. Studien haben ergeben, daß mit Johanniskraut, über einen längeren Zeitraum eingenommen, erstaunliche Erfolge erzielt werden konnten.

Tip:

Anders als bei Psychopharmaka erzeugt Johanniskraut, auch bei längerer Einnahme, keine Abhängigkeit.

Als Verwendungsform steht Ihnen das Heilkraut in Form von Fertigpräparaten, Tee oder Tinktur zur Verfügung. Etwas Geduld müssen Sie allerdings während einer Johanniskrautkur haben. Eine Kur sollte sich über einen Zeitraum von ca. sechs bis sieben Wochen erstrecken. Achten Sie während dieser Zeit darauf, daß Sie sich nicht zu starker Sonneneinwirkung aussetzen.

Legen Sie die genaue Dosierung und die verschiedenen Darreichungsformen vorher mit Ihrem Arzt oder Heilpraktiker fest.

> Sprechen Sie mit einem naturheilkundlich orientierten Arzt oder Heilpraktiker über eine Hypericumkur.

BETTNÄSSEN

Beim Bettnässen differenziert man zwischen primärem und sekundärem Bettnässen. Die erste Form tritt bei Kindern auf, die tief und fest schlafen. Der Körper hört wegen dem festen Schlaf nicht auf den Hilferuf der Blase, die Folge ist Bettnässen. Unter der sekundären Form versteht man, wenn das Kind im Schlaf den Hilferuf der Blase hört und ihn auch prompt befolgt. Das ist meist bei etwas älteren Kindern der Fall, die den Vorgang der Blasenleerung bereits gelernt haben.

> Das Kind zu bestrafen führt nicht zum gewünschten Erfolg, sondern verschlimmert in den meisten Fällen nur das Bettnässen!

Bei beiden Formen liegt die Ursache sehr oft im psychischen Bereich. Schwere psychische Folgen, wie z. B. Minderwertigkeitskomplexe, können bei den betroffenen Kinder auftreten. Eine weitere Ursache kann das Nichtkontrollieren der Blasenwandmuskulatur sein. Außer bei organischen Störungen wurden mit Johanniskraut gute Erfolge erzielt.

Johanniskraut gegen Bettnässen

Die entspannende, entkrampfende, reizlindernde und zusammenziehende Wirkung von Johanniskraut kommt Bettnässern sehr zugute. Zur Anwendung gelangen Johanniskrauttee und -öl. Von dem Tee sollte zweimal täglich (morgens und abends) eine Tasse getrunken werden. Mit dem Öl reibt man die Innenseiten der Oberschenkel vor dem Einschlafen ein. Je nach Schwere des Falls können beide Therapiemöglichkeiten auch miteinander kombiniert werden.

Tip:

Wegen seiner schönen roten Farbe trinken Kinder Johanniskrauttee besonders gerne.

BLUTERGUSS

Ein Bluterguß (Hämatom) ist eine Blutansammlung in Geweben, verursacht durch Gewalteinwirkung von außen. Ein Bluterguß ist meist schmerzhaft und benötigt eine gewisse Zeit, bis er wieder abgeheilt ist. Während der Heilungszeit nimmt er Regenbogenfarben an, ein Zeichen für den fortschreitenden Heilungsprozeß.

Johanniskraut gegen Bluterguß

Der Bluterguß muß sofort gekühlt werden, um ein weiteres Anschwellen zu vermeiden. Als weiterführende Maßnahme empfiehlt sich die Verwendung von Johanniskrautöl. Die schmerzlindernden und blutgefäßverengenden Wirkstoffe fördern den Heilungsprozeß.

Geben Sie etwas Johanniskrautöl auf einen sauberen Leinenlappen, und legen Sie diesen auf die betroffene Hautstelle. Legen Sie einen Verband an, damit der Lappen nicht verrutschen kann. Sobald das Johanniskrautöl getrocknet ist, wiederholen Sie den Vorgang.

Durch diese Behandlung sollte ein kleiner Bluterguß nach vier bis fünf Tagen abgeschwollen sein. Bei großflächigen Blutergüssen ist es ratsam, einen Arzt aufzusuchen.

Tip:

Wer Sport treibt, sollte immer ein kleines Fläschchen Johanniskrautöl dabeihaben.

BRONCHITIS

Diese Atemwegserkrankung, meist Begleiterscheinung einer Grippe, ist eine Schleimhautentzündung der Luftröhrenverzweigungen oder Bronchien. Ursachen können u. a. Nässe, Unterkühlung oder eine Virusinfektion sein. Durch eine Grippe beispielsweise wird die Widerstandskraft geschwächt. Eitererreger, wie Streptokokken, Pneumokokken oder Staphylokokken, können sich dann leicht in der Bronchialschleimhaut ansiedeln und sich dort vermehren. Sie sind der Verursacher der Entzündung.

Eine Bronchitis kündigt sich durch ein unangenehmes Wundgefühl in der Brust an, verbunden mit trockenem Husten. Der gesamte Brustraum schmerzt. In diesem Stadium ist der Auswurf glasig, in der späteren Phase der Krankheit wird der Auswurf jedoch eitrig und schleimig. Die weiße Farbe entsteht durch die eingewanderten weißen Blutkörperchen. Begleiterscheinungen einer Bronchitis sind u. a. starke Kopfschmerzen und erhöhte Körpertemperatur.

Bei einer akuten Bronchitis sollte man immer darauf achten, die Krankheit ganz auszuheilen, da sonst die Gefahr einer chronischen Krankheit (Lungenerkrankung) besteht.

Tip:

> Bei einer akuten Bronchitis sollte man auf den Genuß von Zigaretten verzichten.

Johanniskraut gegen Bronchitis

Eine Bronchitis muß in jedem Fall von einem Arzt behandelt werden! Zusätzlich kann man sehr gut mit Johanniskraut behandeln. Denn es wirkt, dank seiner entzündungshemmenden und antibiotischen Inhaltsstoffe, positiv auf den Heilungsprozeß. Hinzu kommt die schlaffördernde Wirkung des Heilkrautes, die dem Betroffenen den ersehnten gesunden Schlaf bringt.

Tip:

Johanniskraut erhöht die körperabwehrstärkende Wirkung von Vitamin C, das bei allen Erkältungsbeschwerden reichlich zugeführt werden sollte.

Als Therapie zur Behandlung von Bronchitis hat sich zum einen die Verwendung von Johanniskrautöl bewährt. Einige Tropfen auf die Brust und den Rücken geben und mit sanften kreisenden Bewegungen vorsichtig einmassieren. Halten Sie diese Körperstellen warm.

Zum anderen empfiehlt es sich, regelmäßig Johanniskrautdampf zu inhalieren. Dazu können Sie entweder einige Tropfen Johanniskrautöl in eine Schüssel mit heißem Wasser geben oder den Dampf von Johanniskrauttee einatmen.

Tip:

> Um ruhiger schlafen zu können, sollten Sie die letzte Inhalation kurz vor dem Einschlafen durchführen.

DEPRESSION

Die Depression ist die häufigste Form der psychischen Erkrankung. Die Symptome sind vielfältig und reichen von Niedergeschlagenheit über leichte Reizbarkeit und Antriebsschwäche bis hin zu Verdauungs- und Kreislaufproblemen.
Typisch sind auch Symptome wie Schuld- oder Minderwertigkeitsgefühle. Körperliche Begleiterscheinungen können u. a. Herzklopfen, Kopfschmerzen, Muskelschmerzen oder Schlafstörungen sein.

Wer unter Depressionen leidet, ist nicht allein. Rund 16 Millionen Deutsche sind von depressiven Stimmungen betroffen. Meist Frauen im Alter von 20 bis 60 Jahren. Je älter die Betroffenen werden, um so stärker werden in den meisten Fällen leider auch die Depressionen.

Die Ursachen von Depressionen sind vielfältig und noch nicht ganz geklärt. Auch schwere Schicksalsschläge, wie z. B. der Tod einer geliebten Person, können Depressionen hervorrufen. Nur in den seltensten Fällen sind die Ursachen genetisch bedingt.

Besonders häufig treten Depressionen während der dunklen Jahreszeit auf, also während der Wintermonate. Körper und Seele haben nicht genug Gelegenheit, lebensnotwendiges Licht aufzutanken. Die Folge davon ist: Der Körper produziert weniger Serotonin, das Hormon, das für ein positives Empfinden verantwortlich ist. Das gleiche gilt für das Hormon Melatonin, das für unseren gesunden tiefen Schlaf zuständig ist.

Merke:

Schwere Depressionen müssen unbedingt von einem Spezialisten behandelt werden!

Wenn Sie unter Depressionen leiden, belügen Sie sich bitte nicht selbst. Stehen Sie zu Ihrem Stimmungstief und entscheiden Sie sich, etwas dagegen zu unternehmen. Lassen Sie sich nicht in das tiefe schwarze Loch fallen, das sich vor Ihnen auftut, sondern machen Sie einen großen Bogen darum. Nur Sie allein können sich helfen, indem Sie aktiv werden und gezielt etwas gegen die Depressionen unternehmen. Wenn Sie das Gefühl haben, Sie schaffen es alleine nicht, vertrauen Sie sich einem Spezialisten an. Bei leichteren Depressionen können oft auch gute Freunde oder liebe Familienmitglieder helfen, aber nur dann, wenn diese über Ihren Zustand informiert wurden. Das ist Ihre Aufgabe!

Im Gegensatz zu pharmazeutischen Antidepressiva hilft Johanniskraut ohne Nebenwirkungen und ohne die Gefahr der Abhängigkeit zuverlässig gegen Depressionen.

Johanniskraut gegen Depressionen

Der „Sonnenschein der Seele“, wie das Johanniskraut von Paracelsus bezeichnet wurde, ist auf dem Gebiet der depressiven Stimmungen unschlagbar, wobei bei schwereren Depressionen verschreibungspflichtige Medikamente notwendig sind.

Jedoch bei psychosomatischen Depressionen und leichten bis mittelschweren Depressionen konnten mit Hypericum beste Erfolge erzielt werden.
Bei Angstgefühlen, Panikattacken, Einschlafproblemen und inneren Unruhezuständen wurden deutliche Verbesserungen des Wohlbefindens erzielt. Und das in vielen Fällen schon nach der relativ kurzen Zeit von zwei bis vier Wochen!

> Der Verbrauch von Johanniskrautpräparaten stieg in den letzten Jahren in Deutschland sprunghaft an.

Die Gründe dafür liegen u. a. im Hyperizin, das für die gute Laune zuständig ist, und in einer erhöhten Melatoninausschüttung, die den gesunden Schlaf fördert. Ferner in seiner roten Farbe, die stimmungssteigernd wirkt.

Als Behandlungsmethode empfiehlt sich die Einnahme von Johanniskrauttee oder Johanniskrauttinktur. Diese bekommen Sie, ebenso wie Dragees oder Tropfen, in der Apotheke.

Auf eines sollte man bei der Behandlung von leichten bis mittelschweren Depressionen jedoch achten: Die einzunehmende Menge von Hyperizin sollte ein Milligramm pro Tag nicht überschreiten. Es sei denn, der Arzt oder Heilpraktiker verordnet eine höhere Dosis.
Nicht die Menge macht die Wirkung aus, sondern die wertvollen Inhaltsstoffe, die über einen längeren Zeitraum eingenommen werden sollten.

Tip:

Für die richtige Einnahme von Fertigarzneien sollten Sie sich genau an die Angaben auf dem Beipackzettel halten.

DURCHFALL

Unter Durchfall *(Diarrhoe)* versteht man eine vermehrte Entleerung von flüssigem Stuhl. Oft wird Durchfall von krampfartigen Schmerzen im Unterleib begleitet.
Eine falsche Ernährung, das Fehlen von Magensäure, eine Entzündung im Darmbereich oder psychische Belastungen können u. a. die Ursache von Durchfall sein.

Johanniskraut gegen Durchfall

Auch bei Durchfall ist Johanniskraut ein sehr wirksames Mittel. Denn die Gerbstoffe wirken hemmend. Hypericum wirkt auf den Darmbereich beruhigend und zeigt eine antibiotische Wirkung.
Am besten hilft hier Johanniskrauttee. Trinken Sie davon, je nach Bedarf, über den ganzen Tag verteilt vier Tassen.

Tip:

> Falls der Durchfall länger als zwei bis drei Tage andauert, sollten Sie einen Arzt zu Rate ziehen.

GÜRTELROSE UND FIEBERBLÄSCHEN

Gürtelrose *(Herpes zoster)* und Fieberbläschen *(Herpes simplex)* sind durch Hautbläschen gekennzeichnet, die an den weiter unten im Text beschriebenen Körperstellen auftreten. Ursache beider Erkrankungen ist eine Virusinfektion.

Bei der Gürtelrose treten (nach anfänglicher Hautrötung und vorübergehendem Hautbrennen) unter allgemeinem Krankheitsgefühl entlang einem Nervenstrang allmählich Hautbläschen auf. Handelt es sich um einen Rückenmarksnerv, liegen die Bläschen halbseitig um den Oberkörper oder die Taille. Bis zur vollen Ausprägung des Krankheitsbildes können vier bis acht Tage vergehen. Bei starken Bläschen, die bald blutig werden oder eitern, tritt meistens auch Fieber auf. Die Virusinfektion der Nervenwurzeln kann auch erhebliche Schmerzen verursachen.

Bei Fieberbläschen treten vereinzelt oder in Gruppen kleine, gedellte Bläschen an der Oberlippe, der Wange oder den Geschlechtsteilen auf. Sie kündigen sich durch Kribbeln, Brennen und leichte Hautrötung an. Die Auslöser können auch kleine Verletzungen, Zahnoperationen oder ein Sonnenbrand sein. Sicherlich kennen Sie die durch ultraviolette Strahlung oder Gletscherbrand hervorgerufenen Fieberbläschen an der Lippe oder Nase. Fieberbläschen selbst verursachen im allgemeinen kein Fieber, treten jedoch häufig als Begleiterscheinung von fieberhaften Erkrankungen, wie z. B. Grippe, auf.

Merke:

Die Bläschen dürfen nicht aufgekratzt werden, da sonst die Gefahr der Narbenbildung besteht.

Johanniskraut gegen Gürtelrose und Fieberbläschen

Wegen seiner antibiotischen, schmerzlindernden und schlaffördernden Eigenschaften ist Johanniskraut ein probates Heilmittel bei Gürtelrose und

Fieberbläschen. Hinzu kommt noch die juckreizmindernde Wirkung des Heilkrautes.

Als Therapie wird gerade bei Ausbruch der Beschwerden das Trinken von Johanniskrauttee empfohlen. Genießen Sie, über den ganzen Tag verteilt, drei bis vier Tassen.

Sie können Gürtelrose und Fieberbläschen mit Johanniskrautöl auch äußerlich behandeln. Geben Sie einige Tropfen davon auf die betroffenen Hautstellen und reiben Sie sie vorsichtig ein. Falls möglich, sollten Sie über Nacht auf die jeweilige Hautstelle ein mit Johanniskrautöl getränktes Leinentuch legen und dieses mit einem Verband fixieren. So können die heilenden Inhaltsstoffe tief in die Haut eindringen. Außerdem lindern Sie so auch den Juckreiz.

> Bei schweren Fällen von Gürtelrose oder Fieberbläschen muß ein Arzt konsultiert werden.

HERZSCHWÄCHE

Bei einer Herzschwäche (Insuffizienz) läßt die Herzleistung nach. Die Herzkammer pumpt weniger Blut in die Hauptschlagader. Auch wird das Blut nicht mehr in der gewohnten Geschwindigkeit zur Lunge oder in den Körper befördert. Die Folge davon ist u. a. ein Blutstau in den Venen. Der

Venendruck steigt an und Flüssigkeit wird in das Gewebe gepreßt.

Man unterscheidet zwischen einer Linksinsuffizienz, die vor allem durch Bluthochdruck, Klappenfehler der Hauptschlagader und Koronarerkrankungen zustande kommt, und einer Rechtsinsuffizienz, bei der das leistungsfähige linke Herz mehr Blut in den großen Körperkreislauf wirft, als das kranke rechte Herz abschöpfen und in den kleinen Lungenkreislauf pumpen kann.

Durch den verminderten Blutumlauf hat der Betroffene bläuliche Lippen, ist kurzatmig und ermüdet leicht.

Bei einer Herzschwäche ist übertriebene Ruhe genauso schädlich wie übermäßige Bewegung.

Johanniskraut gegen Herzschwäche

Zu allererst sei erwähnt, daß Herzbeschwerden von einem Spezialisten überprüft und behandelt werden müssen. Aber als ergänzende Maßnahme eignet sich Johanniskraut sehr gut. Denn seine Inhaltsstoffe wirken beruhigend und stärken die Herzmuskulatur. Trinken Sie deshalb täglich zwei Tassen Johanniskrauttee.
Eine Herzschwäche läßt sich natürlich nicht von einem Tag auf den anderen beheben, deshalb brauchen Sie etwas Geduld.

Tip:

> Übergewicht belastet zusätzlich das geschwächte Herz.

KONZENTRATIONSSCHWÄCHE

In unserer hektischen Zeit sind Konzentrationsstörungen weit verbreitet. Die Arbeit wächst vielen Menschen einfach über den Kopf. Kein Wunder also, daß keine Zeit mehr bleibt, sich voll und ganz auf eine Sache zu konzentrieren und diese dann auch gut und gründlich zu erledigen.

Merke:

> Unter Konzentration versteht man die Fähigkeit, ohne innerliche Verkrampfung seine Gedanken auf ein bestimmtes Ziel richten zu können.

Streß und innere Unruhe können sich leider auch auf den Körper auswirken. Eine Unterversorgung des Gehirns mit Sauerstoff und lebensnotwendigen Nährstoffen kann die Folge sein.
Konzentrationsschwäche kann also sowohl eine körperliche als auch eine psychische Ursache haben. Bei letzterer behindern innere Konflikte den normalen Lauf der Gedanken.

Tip:

Ständig abschweifende Gedanken, Vergeßlichkeit und geistige Abwesenheit können Anzeichen für eine Konzentrationsschwäche sein.

Johanniskraut gegen Konzentrationsschwäche

Johanniskraut hilft Ihnen, wieder mit voller Konzentration Ihre täglichen Aufgaben zu bewältigen. Gleichzeitig fördert es aktives Handeln und bewirkt, daß Sie wieder Spaß an Ihrer Arbeit haben.

Sie können Hypericum in Form von Fertigpräparaten einnehmen. Bitte genau die Dosierungsanleitung auf dem Beipackzettel beachten. Es bietet sich aber auch der Genuß von Tee an. Trinken Sie, über den Tag verteilt, zwei bis drei Tassen. Gewöhnen Sie sich an, den morgendlichen Kaffee durch Johanniskrauttee zu ersetzen.

Merke:

Alkohol, Nikotin, fettiges Essen und Süßigkeiten vermindern die Konzentrationsfähigkeit beträchtlich.

KOPFSCHMERZEN

Als Kopfschmerzen bezeichnet man alle Schmerzempfindungen im Bereich des knöchernen Schädels. Die Schmerzempfindung kann von den Gefäßen und Nerven der äußeren Weichteile, den unteren und seitlichen Anteilen der harten und weichen Hirnhaut sowie von größeren Gefäßen der Hirnbasis ausgehen.

Kopfschmerzen können Warnzeichen für verschiedene Erkrankungen sein, wie z. B. Bluthochdruck, Arteriosklerose oder Schilddrüsenunterfunktion.

Der gewöhnliche Kopfschmerz ist nicht genau lokalisierbar, dumpf und pulsierend. Oft wird er über der Stirn, Schläfe oder dem Scheitel als besonders heftig empfunden und nimmt beim Bücken zu.

Wetterwechsel, Wirbelsäulenschäden, Schlafmangel, Alkoholgenuß oder seelische Spannungen können Auslöser für Kopfschmerzen sein. Bezeichnend ist oft eine gewisse Abhängigkeit von äußeren Ereignissen, wie z. B. Prüfungsstreß.

Psychosomatischer Kopfschmerz entsteht oft durch nicht bewältige Probleme. Das Problem wird verdrängt. Damit ist es aber nicht gelöst und tritt in anderer Form wieder auf – z. B. als Kopfschmerz.

Johanniskraut gegen Kopfschmerzen

Natürlich kann Johanniskraut Ihre Probleme nicht lösen, aber es kann dazu beitragen. Durch seine

Wirkstoffe werden Sie innerlich ruhiger und entspannter und bekommen wieder „einen klaren Kopf“ für produktive Gedanken. Hinzu kommt noch die schmerzlindernde Wirkung.

Johanniskrauttee hat sich auch hier sehr gut bewährt. Genießen Sie von dem Tee über den Tag verteilt zwei Tassen. Als Kur, über mehrere Wochen angewendet, können Sie mit diesem Tee auch Kopfschmerzen vorbeugen.

Als äußere Behandlung empfiehlt sich das Einreiben der Schläfenpartien mit Johanniskrautöl. Geben Sie einige Tropfen des Öls auf Ihre Fingerspitzen und reiben Sie mit leicht kreisenden Bewegungen die Schläfen ein.

Tip:

Statt sofort zu Tabletten zu greifen, sollten Sie Kopfschmerzen lieber mit Johanniskraut behandeln.

LIPPENHERPES

Unter Lippenherpes, medizinisch *Herpes labialis* genannt, versteh man einen Bläschenausschlag an oder nahe der Lippe. Lippenherpes gehört zu der großen Gruppe der Herpeskrankheiten, die durch eine Anzahl meist zusammenhängender, schmerzender Bläschen mit flüssigem Inhalt gekennzeichnet sind.

Menschen mit geschwächten körpereigenen Abwehrkräften sind für Lippenherpes anfälliger.

Johanniskraut gegen Lippenherpes

Gleich zu Anfang sei erwähnt, daß Sie möglichst rasch nach Auftreten der Bläschen mit der Behandlung beginnen sollten, um eine weitere Ausbreitung zu verhindern. Das Mittel Ihrer Wahl für eine erfolgreiche Behandlung heißt Johanniskrautöl. Geben Sie einige Tropfen davon auf einen Wattebausch und tupfen Sie damit vorsichtig die betroffene Hautstelle ab. Wiederholen Sie diesen Vorgang je nach Bedarf.

Um nicht andere Hautstellen anzustecken, ist bei der Behandlung äußerste Sauberkeit notwendig!

Als weitere Maßnahme empfiehlt sich das Trinken von täglich zwei Tassen Johanniskrauttee.

So können Sie sich außerdem noch helfen:

- Ihr Immunsystem muß dringend gestärkt werden! Bewegen Sie sich regelmäßig an der frischen Luft. Joggen macht nicht nur Spaß, sondern setzt auch noch zusätzlich das „Glückshormon" Serotonin frei. Auch Radfahren ist eine Sportart, die ohne großen Aufwand und Geld durchgeführt werden kann und viel Freude bereitet!

- Wasseranwendungen, wie zum Beispiel Wechselduschen oder Wechselfußbäder, stärken die körpereigenen Abwehrkräfte.

- Überprüfen Sie kritisch Ihren täglichen Speiseplan. Alle Weißmehlprodukte sollten Sie ab sofort durch Vollkornprodukte ersetzen. Mit frischem Obst und knackigen Salaten bekommt Ihr Körper alle lebenswichtigen Vitamine und Mineralstoffe, die er für seine tägliche Arbeit benötigt.

- Ein Gläschen Wein in Ehren kann niemand verwehren. Sie sollten jedoch erhöhten Alkoholkonsum vermeiden. Alkohol schwächt das Immunsystem sehr und schlägt auch mit vielen Kalorien zu Buche!

- Auch Nikotingenuß wirkt sich negativ auf Ihre körpereigenen Abwehrkräfte aus. Das beste wäre für Sie, mit dem Rauchen aufzuhören. Falls das nicht möglich ist, sollten Sie zumindest versuchen, die tägliche Zigarettenration zu reduzieren. Ihr Körper und Ihre Haut werden es Ihnen bereits nach kurzer Zeit danken!

Tip:

Wenn Sie für Lippenherpes anfällig sind, sollten Sie fremde Glasränder und Bestecke vor dem Benützen mit einer Serviette säubern.

MAGENSCHLEIMHAUTENTZÜNDUNG

Die häufig auftretende Magenschleimhautentzündung *(Gastritis)* entsteht als Folge einer Reizung der Magenschleimhaut durch übermäßiges Essen, überhöhten Alkoholgenuß, verdorbene Speisen und/oder die Unverträglichkeit auf bestimmte Medikamente (z. B. Antibiotika, Schmerz- und Antirheumamittel). Auch psychische Probleme können die Ursache sein.

Ausgelöst wird die Magenschleimhautentzündung durch eine Bakterienart, *Helicobacter pylori* genannt, die von der Magensäure nicht vernichtet werden kann. Geschwächte körpereigene Abwehrkräfte fördern die krankheitserregende Arbeit der Bakterien.

Tip:

Wer unter einer Magenschleimhautentzündung leidet, sollte auf Kaffee, Alkohol, Nikotin, fettige Speisen und scharfe Gewürze verzichten.

Johanniskraut gegen Magenschleimhautentzündung

Wegen seines hohen Gehaltes an Gerbstoffen ist Johanniskraut ein probates Mittel gegen Magenschleimhautentzündung. Diese wandeln die Eiweißstoffe in der Magenschleimhaut in Stoffe um, die für die krankheitserregenden Bakterien nutzlos sind. Ferner wirkt das Johanniskraut beruhigend auf Magenschleimhaut und Nerven.

Am besten wählen Sie Johanniskrauttee. Trinken Sie davon über den Tag verteilt drei Tassen.

Tip:

Durch intakte körpereigene Abwehrkräfte können Sie einer Magenschleimhautentzündung vorbeugen.

MIGRÄNE

Unter Migräne versteht man einseitige Kopfschmerzen, die anfallartig auftreten, stunden- oder tagelang anhalten und häufig von Erbrechen, Augenflimmern und Sehstörungen begleitet werden. In 65 % der Fälle ist der Kopfschmerz streng halbseitig. Die Seite des Kopfwehanfalls ist bei jedem Migränebetroffenen immer die gleiche.

Meist beginnt der Schmerz in der Stirn-Schläfen-Gegend und breitet sich dann auf die ganze Schädelhälfte aus. Der Schmerz ist oft pochend, tiefsitzend, bohrend und wird durch äußere Reize wie Licht und Lärm verstärkt.

Bei ca. einem Drittel aller Migränekranken geht dem eigentlichen Anfall eine sogenannte Aura voraus. Dabei sehen die Betroffenen farbige, blitzende, von der Mitte zum Rand des Gesichtsfeldes fortschreitende Figuren der unterschiedlichsten Art. Auch Kribbeln in der Haut, leichtere Sprachstörungen und Schwindelgefühle können einen Migräneanfall ankündigen.

Es gibt bei Migränekranken spezifische Merkmale. Diese Menschen leiden oft unter Versagensängsten, sind Perfektionisten, haben ein leicht reizbares Gemüt und verspüren den inneren Drang, immer mehr als andere leisten zu müssen. In vielen Fällen sind es kopfgesteuerte Menschen.

Merke:

> Die Anfallshäufigkeit kann von einigen wenigen im Jahr bis zu fast täglichen Migräneschüben schwanken.

Johanniskraut gegen Migräne

Besonders für dieses Krankheitsbild gilt: Erst wenn Johanniskraut über mehrere Wochen eingenommen wurde, kann es seine volle Wirkung entfalten. Ein bewährtes Mittel ist auch hier Johanniskrauttee. Er führt zu einer Entspannung der Nerven und somit auch zu einer Entspannung der Muskeln im Nacken- und Kopfbereich.

Trinken Sie davon über den Tag verteilt zwei Tassen. Möglichst heiß und in kleinen Schlucken, und bedenken Sie dabei die angenehme Wirkung der roten Farbe.

Bemerken Sie die ersten Vorboten eines Migräneanfalls, sollten Sie gleich ein oder mehrere Johanniskraut-Dragees einnehmen, je nach Dosierungsanleitung auf dem Beipackzettel.

> In vielen Fällen tritt ein Migräneanfall auf, wenn man sich kurz vorher geärgert hat oder wütend war. Beobachten Sie sich selbst und versuchen Sie, Ärger zu vermeiden!

MENSTRUATIONSBESCHWERDEN

Die Menstruation ist für viele Frauen mit einer Beeinträchtigung der körperlichen und geistigen Leistungsfähigkeit gekoppelt. Sind die Allgemeinbeschwerden und Unterleibsschmerzen so stark, daß sie eine ernsthafte Störung des Wohlbefindens darstellen, spricht man von einer *Dysmenorrhö.* Menstruationsschmerzen können ganz unterschiedliche Ursachen haben. Zum einen können körperliche Veränderungen, wie Myome, Polypen, Narben am Muttermund oder eine Entzündung der Gebärmutter die Ursache sein, zum anderen spielen psychische Gründe oft eine große Rolle (z. B. unerfüllter Kinderwunsch, Beziehungskrisen,

Probleme mit der eigenen Sexualität, Ärger oder Trauer).

Tip:

> Spezielle Gymnastik-Übungen lockern die Muskulatur und beugen dadurch starken Menstruationsbeschwerden vor.

Johanniskraut gegen Menstruationsbeschwerden

Hier wirkt das Heilkraut entspannend auf die verkrampfte Muskulatur des Unterleibes. Es ist jedoch nicht als Soforthilfe gedacht, sondern sollte über einen längeren Zeitraum eingenommen werden.

> Falls sich die Menstruationsbeschwerden nicht bessern sollten, fragen Sie Ihren Frauenarzt um Rat.

NERVOSITÄT

Unter dem Begriff Nervosität, medizinisch als vegetative Dystonie oder Dystonia bezeichnet, versteht man fehlerhafte Reaktionen von Muskeln und Gefäßen auf Belastungen oder Reize.

Das vegetative Nervensystem ist dem Willen nicht unterworfen. Von hier aus werden die unwillkürlichen Körpervorgänge, z. B. Atmung, Verdauung, Entspannung, gesteuert. Da diese Steuerung sehr sensibel ist, ist sie Störungen gegenüber sehr anfällig. Da unser Organismus nicht zwischen körperlichen und seelischen Belastungen unterscheiden kann, wird bei jeder seelischen Alarmsituation (Wut, Ärger, Trauer) mit körperlicher Aktivität reagiert.

Befindet sich das vegetative Nervensystem im Gleichgewicht, kann es sich sofort jeder neuen Situation anpassen. Ist das nicht der Fall, wird man nervös. Hält dieser Zustand über eine längere Zeit an, können schwere körperliche Schäden entstehen, wie z. B. Herzstoffwechselstörungen. Auch die Bildung von Arteriosklerose kann begünstigt werden.

Die Verdauung reagiert auf dieses Ungleichgewicht oft mit Verstopfung.
Körperliche Symptome einer vegetativen Dystonie äußern sind u. a. in Schlafstörungen, trockenem Mund, übermäßiger Schweißbildung an Händen und Füßen, zittrigen Händen, Kopfschmerzen und Herzklopfen.

Tip:

Wenn Ihnen diese Symptome bekannt vorkommen, sollten Sie versuchen, sich einen ruhigeren Lebensstil anzugewöhnen.

Johanniskraut gegen Nervosität

Betrachtet man die lange Geschichte des Heilkrautes, stellt man fest, daß es immer wieder zur Behandlung von Nervosität eingesetzt wurde. Für die Heilung sind die Inhaltsstoffe Hyperizin, die Gerbstoffe und die Flavonoide besonders wertvoll. Mit Johanniskraut kann Nervosität erfolgreich geheilt und damit auch die Folgeerscheinungen der Dystonie beseitigt werden.

Als Mittel der Wahl ist auch hier der Johanniskrauttee zu empfehlen. Trinken Sie davon, über den Tag verteilt, drei Tassen.

Merke:

Auch übermäßiger Konsum von Alkohol und Nikotin kann zu Nervosität führen.

SCHLAFSTÖRUNGEN

Schlaf ist das Gegenteil von Wachsein. Er ist für uns lebensnotwendig. Wer in der Nacht unter Schlafstörungen leidet, leidet am Tag unter Unwohlsein.

Um das Ausmaß der Folgen für Körper und Seele bewußt zu machen, ist es notwendig, Näheres über den gesundheitsbringenden Schlaf zu erfahren.

Der Schlaf ist in fünf Phasen unterteilt. In der ersten Phase befinden wir uns in einem Dämmerzustand, einer Mischung aus Wachsein und leichtem Dösen. In der zweiten Phase beginnt der Tiefschlaf, der in der dritten Phase verstärkt wird und in der vierten Phase seinen Höhepunkt erreicht. Die fünfte Phase umfaßt eine Leichtschlafphase, den REM-Schlaf (rapid eye movements), bei dem schnelle Augenbewegungen unter den geschlossenen Lidern zu beobachten sind. Während dieser Phase wird die Atmung beschleunigt, die Hirnrinde ist besser durchblutet und unser Blutdruck steigt. Das ist übrigens auch die Phase, in der wir einen Ausflug in das Land der Träume unternehmen. Ist eine dieser Phasen beeinträchtigt, kommt es zu Schlafstörungen.

Die Ursachen dafür können entweder körperlich und/oder seelisch sein.
Als körperliche Ursachen sind u. a. Nervenschmerzen, Schleimhautentzündungen oder rheumatische Beschwerden zu nennen. Generell ist festzustellen, daß Schmerzen jeder Art sich negativ auf die Schlafqualität auswirken.
Seelische Ursachen von Schlafstörungen können u. a. Angstgefühle, Depressionen oder nicht verarbeitete Probleme sein.

Merke:

> Schlafstörungen können körperliche und/oder seelische Ursachen haben.

Zu diesen Ursachen kommen oft noch falsche Schlafbedingungen hinzu, wie z. B. eine zu harte oder zu weiche Matratze.

Medizinisch betrachtet teilt man Schlafstörungen in drei Arten ein:

- Einschlafstörungen:
Hier hat der Betroffene Schwierigkeiten, einzuschlafen.

- Durchschlafstörungen:
Hier kann der Betroffene zwar einschlafen, wacht aber mehrmals in der Nacht auf.

- Ausschlafstörungen:
Hier kann der Betroffene zwar ein- und durchschlafen, wacht aber weit vor der beabsichtigten Zeit auf und kann auch nicht mehr einschlafen.

Tip:

Probleme sollten nicht mit ins Bett genommen werden, denn sie wirken sich negativ auf die Schlafqualität aus.

Johanniskraut gegen Schlafstörungen

Gegen Schlafstörungen jeglicher Art hat sich eine Kur mit Johanniskraut sehr gut bewährt. Auch hier ist Johanniskrauttee eine sehr beliebte Form der

Einnahme. Trinken Sie einige Wochen täglich drei Tassen. Sie werden merken, daß sich Ihre Schlafstörungen wie von selbst beheben, und daß Sie nach jeder Nacht wieder erfrischt und erholt aufwachen.

Verschiedene Kräutermischungen gegen Schlafstörungen finden Sie auf Seite 149 ff.

SPORTVERLETZUNGEN

Auch der noch so durchtrainierte Leistungssportler ist nicht sicher vor Sportverletzungen. Keine Zeit für Aufwärmgymnastik oder „Stretching", eine unachtsame Bewegung – und schon ist es passiert. Prellungen und Blutergüsse, Verrenkungen oder Verstauchungen sind die Folge.

Auch gegen diese schmerzhaften Beschwerden bietet das Johanniskraut seine wertvollen Dienste an. Reiben Sie gleich nach dem Unfall etwas Johanniskrautöl auf die betroffene Körperstelle. Diese Sofortbehandlung ersetzt in manchen Fällen natürlich nicht die ärztliche Versorgung, sondern kann nur das Schlimmste verhindern.

Bei leichteren Sportverletzungen hilft eine Kompresse oder ein mit Johanniskrautöl getränktes Tuch, das über Nacht auf die betroffene Körperstelle gelegt oder gewickelt wird.

Die Behandlungsdauer richtet sich nach der jeweiligen Schwere der Sportverletzung.

Tip:

Führen Sie in Ihrer Sporttasche oder in Ihrem Rucksack immer ein Fläschchen Johanniskrautöl mit sich. Falls Sie es nicht benötigen, können Sie vielleicht anderen damit helfen!

VERBRENNUNGEN ERSTEN GRADES

Verbrennungen *(Combustio)* werden aus medizinischer Sicht in vier verschiedene Grade eingeteilt:

Grad 1: Rötung
Grad 2: Bildung von Blasen
Grad 3: absterbendes Gewebe
Grad 4: Verkohlung

Wichtig ist zu erwähnen, daß lediglich Verbrennungen ersten Grades selber behandelt werden dürfen. Alle anderen Verbrennungen müssen möglichst schnell ärztlich versorgt werden!

Johanniskraut gegen Verbrennungen ersten Grades

Wenn Sie sich leicht verbrannt haben, lassen Sie sofort über die betroffene Hautstelle kaltes Wasser laufen. Das kühlt die heiße Haut ab und lindert so die durch die Verbrennung hervorgerufenen Schmerzen.

Als nächste Maßnahme geben Sie etwas Johanniskrautöl auf einen Lappen, der absolut sauber sein muß. Legen Sie nun das getränkte Tuch auf die betroffene Hautstelle. Falls möglich, können Sie die Haut auch mit dem Lappen etwas einreiben. Je nach Bedarf wird dieser Vorgang alle Stunde wiederholt.

Auch über Nacht sollten Sie ein mit Johanniskrautöl getränktes Tuch auf die verbrannte Hautstelle legen. Falls Sie sich an der Hand verbrannt haben, können Sie einen Handschuh tragen, damit der Lappen nicht verrutschen kann.

Tip:

Achten Sie bei der Behandlung von Brandwunden ersten Grades auf äußerste Sauberkeit!

WECHSELJAHRSBESCHWERDEN

In den Wechseljahren (Klimakterium) verändert sich der weibliche Organismus langsam. Die Phase der Fruchtbarkeit stellt sich allmählich ein. Hormonumstellungen finden im Körper der Frau statt, es können psychosomatische und vegetative Beschwerden auftreten. Die Betroffenen klagen über Hitzewallungen, Schweißausbrüche während der Nacht oder migräneartige Kopfschmerzen und leiden an Depressionen.

Wichtig ist, sich klar zu machen, daß es sich bei dem Klimakterium um keine Krankheit handelt, sondern um einen völlig natürlichen Ablauf. Verwöhnen Sie sich mit schönen Dingen und gönnen Sie sich etwas, was Sie schon immer haben wollten. Vielleicht haben Sie auch Spaß an einem neuen Hobby?

Lassen Sie sich auf keinen Fall auf die depressive Stimmung ein.

Tip:

> In vielen Großstädten gibt es Selbsthilfegruppen, in denen Betroffene Rat und Hilfe bekommen.

Jede Frau erlebt die Wechseljahre unterschiedlich. Studien haben ergeben, daß 40 % der befragten Frauen kaum unter klimakterischen Beschwerden leiden. Aufgrund der Wechseljahre habe sich in ihrem Leben so gut wie gar nichts geändert, gaben sie an.

31 % klagen in den Wechseljahren über leicht bis mittelstark ausgeprägte Beschwerden. Viele dieser Frauen sehen in dem Beginn der Wechseljahre eine Zeitwende, die sie zum Nachdenken anregt, und in der man neue Pläne für die kommende Lebensspanne schmieden kann.

29 % der befragten Frauen leiden unter zahlreichen Beschwerden während der Wechseljahre. Sie sind nicht oder nur sehr schwer in der Lage, sich neu zu orientieren und sich neue Ziele zu setzen. Oftmals reagieren die Betroffenen mit völliger Lebensangst und isolieren sich extrem von ihrer Umwelt.

Tip:

Hormonelle Veränderungen und Störungen des inneren Gleichgewichts sind typische Kennzeichen der Wechseljahre.

Die häufigsten Wechseljahrsbeschwerden

Auf den nun folgenden Seiten lernen Sie die häufigsten Beschwerden während der Wechseljahre kennen und erfahren, was Sie – neben regelmäßiger Einnahme von Johanniskraut – noch gegen diese Beschwerden unternehmen können.

Hitzewallungen

Hitzewallungen während der Wechseljahre entstehen, wenn das harmonisch arbeitende Gleichgewicht des Temperatur- und Kreislaufzentrums im Zwischenhirn gestört wird. Das passiert deshalb, weil Östrogene (Hormone) mit einem großen Anteil an diesen Abläufen beteiligt sind. In den Wechseljahren läßt die Östrogenproduktion nach und stört damit den Ablauf.

Als Folge erweitern sich die Blutgefäße im oberen Körperbereich zu schnell, und die Betroffene klagt über das Gefühl der „fliegenden Hitze", gepaart mit Schweißausbrüchen, besonders in der Nacht.

So können Sie sich helfen:

- Die große Kräuterküche bietet zur Linderung der Beschwerden neben Tees oder Teemischungen mit Johanniskraut auch Salbeitee an, der schweißhemmend wirkt. Bei starken Schweißausbrüchen sind Salbeidragees zu empfehlen, die hochkonzentrierte Salbeiextrakte enthalten.

- Um die körpereigenen Kräfte, die für die Regulierung von Abläufen im Körper verantwortlich sind, zu stärken, sollten Sie sich angewöhnen, einmal in der Woche eine Sauna zu besuchen. Das stärkt nicht nur den Kreislauf, sondern entspannt auch den gesamten Körper. Sie werden innerlich ruhiger und wesentlich gelassener.

- Entspannungstechniken wie zum Beispiel Yoga helfen, regelmäßig durchgeführt, Ihnen zu entspannen, und arbeiten damit einer vermehrten Schweißabsonderung entgegen.

- Gewöhnen Sie sich an, morgens mehrmals abwechselnd kalt und warm zu duschen. Das kostet natürlich etwas Überwindung, zahlt sich aber durch einen gestärkten Kreislauf, der leichter mit den Hitzewallungen fertig wird, aus.

- Bestimmte Getränke haben die Eigenschaft, im Körper Hitzewallungen mit auszulösen. Darunter zählen zum Beispiel der Kaffee, Tee und Schnaps. Vermeiden Sie unbedingt diese Getränke! Auch scharfe Gewürze, wie zum Beispiel Chilipulver, sowie Nikotingenuß können die „fliegende Hitze“ noch verstärken.

Tip:

> Wenn Sie unter einem Schweißausbruch leiden, lassen Sie gleich beim ersten Auftreten der Beschwerden eiskaltes Wasser über Ihre Pulsadern laufen. Das kühlt die innere Hitze angenehm ab!

Schlafstörungen

Wenn die Östrogene verrückt spielen und die Konzentration des Hormons im Körper nachläßt, kann sich das auch mitunter negativ auf die Schlafqualität auswirken. Der Körper bildet nicht mehr genügend Melatonin, ein Stoff, der die Schlafbereitschaft fördert und der in enger Zusammenarbeit mit den Östrogenen steht. Die Folge sind Ein- und/ oder Durchschlafstörungen.

Tip:

Studien haben ergeben, daß Frauen, die beruflich sehr engagiert sind oder feste Ziele verfolgen, weniger unter Beschwerden in den Wechseljahren leiden als ihre Geschlechtsgenossinnen. Daher ist es wichtig, sich in dieser Lebensphase neue Aufgaben zu suchen und Ziele zu setzen.

So können Sie sich helfen:

- Heilkräuter wie Baldrian, Hopfen oder Melisse eignen sich sehr gut zur Linderung oder Behebung von Schlafstörungen. Sie können diese natürlichen Helfer entweder in Tee- und Drageeform oder als Badezusatz genießen. Bei einem Vollbad sollte die Badedauer allerdings nicht länger als zehn Minuten betragen, das Badewasser nicht wärmer als 39 Grad sein.

- Vor dem Schlafengehen sollten Sie auf keinen Fall fernsehen. Auch spannende Bücher, die Sie innerlich aufwühlen, sollten nicht gelesen werden. Machen Sie stattdessen lieber ein paar entspannende Übungen bei leiser, ruhiger Musik.

- Lüften Sie Ihr Schlafzimmer vor dem Schlafengehen gut durch. Frische Luft bewirkt oft Wunder!

Tip:

> Gewöhnen Sie sich einen bestimmten Ablauf vor dem Schlafengehen an. Täglich durchgeführte Rituale erleichtern in vielen Fällen das Einschlafen.

Gewichtszunahme

Viele Frauen klagen über eine Gewichtszunahme während der Wechseljahre. Dadurch steigt gleichzeitig das Risiko eines Herzinfarktes immens an! Auch die Cholesterin- und Blutdruckwerte verändern sich durch überflüssige Pfunde.

So können Sie sich helfen:

- Der Tip mag Ihnen beim ersten Durchlesen vielleicht banal erscheinen, aber er ist wirklich sehr wirksam. Stellen Sie Ihre Ernährung auf ein fettarmes Essen um. 50 % Ihrer Speisen sollte aus möglichst naturbelassenen Zutaten, wie zum Beispiel Salaten oder Obst, bestehen.

- Gewöhnen Sie sich an, sich regelmäßig zu bewegen. Der therapeutische Nutzen liegt in der Regelmäßigkeit der Bewegung. Fahrradfahren oder Joggen sind sehr zu empfehlen, und es erfordert keinen größeren Aufwand, um diese Sportarten auszuüben.

Tip:

Achten Sie darauf, daß Sie während der Wechseljahre nicht an Gewicht zunehmen; dies verhindert auch depressive Verstimmungen, die auf Grund von Übergewicht auftreten könnten.

Trockene Haut

Haare, Nägel, Haut und Schleimhäute können besonders von einer verminderten Östrogenproduktion betroffen sein. Die Haare werden dünner und fallen mehr aus. Die Nägel werden stumpf und brechen leichter ab. Der Hautmantel wird nicht mehr so gut durchblutet, er wird dünner und reagiert sensibler. Die Schleimhäute sind trockener und daher für Entzündungen anfälliger.

So können Sie sich helfen:

- Sorgen Sie dafür, daß Ihr Körper genügend Flüssigkeit erhält. Zwei bis drei Liter sollten Sie täglich trinken. Gut geeignet sind hierfür Kräutertees oder stille Mineralwässer.

- Verwöhnen Sie Ihre Haut mit ölhaltigen Badezusätzen oder Körperlotionen. Auch die Gesichtshaut, die am meisten der Umwelt ausgesetzt ist, verlangt oft nach einer ölhaltigen Creme.

- Gegen aufkommende Entzündungen helfen Teebaumöl oder Kamilleauszüge. Einfach die betroffenen Hautstellen damit bestreichen oder im Mundbereich mit Wasser verdünnt damit gurgeln.

Tip:

Stellen Sie in geheizten Räumen Luftbefeuchter auf, um das Austrocknen der Bindehaut im Auge zu vermeiden.

Muskelbeschwerden

Während der Wechseljahre finden im Hormonhaushalt einer Frau gravierende Veränderungen statt. Davon ist auch der Gewebsstoffwechsel mit betroffen, der nur noch mit halber Kraft arbeitet. Die Folge davon sind Wasserablagerungen im Gewebe.

So können Sie sich helfen:

- Regelmäßige Gymnastikübungen und viel Bewegung stärken die Muskeln und beugen so Muskelbeschwerden vor.

- Kalzium ist für den Knochenbau lebensnotwendig! Versorgen Sie Ihren Körper mit kalziumhaltigen Lebensmitteln: dazu gehören alle Milchprodukte. Wem das zu umständlich ist, der sollte sich aus einer gut sortierten Drogerie oder Apotheke Kalzium-Brausetabletten besorgen, die richtige Dosierung wird vom jeweiligen Hersteller genau angegeben.

Tip:

Wenn Ihre Beschwerden nach einiger Zeit nicht nachlassen, sollten Sie unbedingt einen Arzt befragen! Je detaillierter Sie einem Fachmann Ihre Beschwerden schildern, desto eher ist dieser in der Lage, Ihnen zu helfen! Scheuen Sie sich nicht davor, auch für Sie unangenehme Dinge anzusprechen.

Nachlassende sexuelle Lust

Viele Frauen klagen während der Wechseljahre über verminderte sexuelle Lust. Ursache dieser Beschwerden können die schlechter durchbluteten Schleimhäute im Genitalbereich sein, die oft mit Trockenheit reagieren.

Bei vielen Frauen sind die Ursachen für dieses Problem aber mehr im seelischen Bereich zu suchen. Sie fühlen sich unattraktiv, „alt“, und vernachlässigen ihren Körper, weil sie glauben, wertlos zu sein. Das stimmt aber nicht.

So können Sie sich helfen:

- Verwöhnen Sie sich mit angenehmen Dingen! Machen Sie sich schön und genießen die Blicke der Passanten auf der Straße!
- Gönnen Sie sich den Besuch in einem Kosmetikstudio. Hier bekommen Sie auch Tips, wie Sie Ihr Äußeres noch positiver verändern können und wie Sie sich typgerecht schminken sollten.

Tip:

Machen Sie sich mit Ihrem Partner einen schönen Abend oder ein außergewöhnliches Wochenende. Sie werden dabei sicherlich feststellen, daß Sie attraktiver sind, als Sie sich vielleicht im Moment empfinden.

Johanniskraut gegen Wechseljahrsbeschwerden

Da eine Hormontherapie einen großen Eingriff in das körperliche Gleichgewicht darstellt, sollten Sie es sich überlegen, es erst einmal mit einer natürlichen Therapie zu versuchen, genauer gesagt mit einer Johanniskraut-Therapie.

Die Vorteile liegen auf der Hand: Zum einen müssen Sie nicht mit unerwünschten Nebenwirkungen rechnen, wie das bei vielen pharmazeutischen Hormonpräparaten der Fall ist, zum anderen finden Sie im Johanniskraut ein natürliches Heilmittel, das nachweislich bestens gegen Depressionen, Angstgefühle und Schlafstörungen wirkt. Außerdem müssen Sie bei Hypericum keine Suchtgefahr befürchten. Das alles sind zweifellos Gründe, die für eine Johanniskraut-Therapie sprechen.

Als Therapieform ist Johanniskraut in Form von Tee zu empfehlen. Trinken Sie mehrere Wochen lang über den Tag verteilt zwei Tassen davon. Sobald sich Ihre Beschwerden gebessert haben, können Sie die Menge auf eine Tasse täglich reduzieren. Natürlich eignen sich als Therapieform auch Fertigpräparate, bei diesen sollten Sie allerdings genau die Dosierungsanweisungen auf dem Beipackzettel beachten!

> Seit alters her hat sich Johanniskraut bei Depressionen als zuverlässig wirkendes Heilmittel bewährt.

WETTERFÜHLIGKEIT

Viele Menschen leiden unter Wetterveränderungen. Die genauen Ursachen dieser Beschwerden sind noch nicht geklärt. Festgestellt wurde lediglich, daß veränderte Hormone zu Wetterfühligkeit führen können. Das erklärt, warum viele Frauen während der Wechseljahre besonders empfindlich auf Wetterumschwünge reagieren.

Die Medizin unterscheidet drei verschiedene Typen von Wetterfühligen.

Typ A:

Dieser Mensch reagiert auf einen Wetterumschwung mit Müdigkeit, Lustlosigkeit und leichten bis mittelschweren Depressionen. Er sieht sich nicht mehr in der Lage, den Alltag zu bewältigen, auch sein Konzentrationsvermögen ist geschwächt. Diese Beschwerden werden durch komplizierte Veränderungen im Hormonhaushalt ausgelöst.

Hier kann Johanniskraut in verschiedenen Darreichungsformen seine Hilfe anbieten.

Typ B:

Bei diesem Typ liegt eine Störung in der Produktion des Glückshormones Serotonin vor. Der Körper produziert von diesem Hormon größere Mengen als benötigt werden. Die Folge ist innere Unruhe, gestörter Schlaf und schwache Nerven.

Die Störung des Hormonhaushaltes muß von einem Fachmann behandelt werden.

Typ C:

Schilddrüsenüberfunktion kann ebenfalls eine Ursache für Wetterfühligkeit sein. Auch hier ist von einer Selbstmedikation unbedingt abzuraten. Damit die höchst komplizierten hormonellen Abläufe in der Schilddrüse wieder in ein harmonisches Gleichgewicht kommen können, ist fachliche Betreuung notwendig.

Johanniskraut gegen Wetterfühligkeit

Die Inhaltsstoffe des Johanniskrautes, genauer gesagt Querzetin und Querzitrin, sind die idealen und wertvollen Helfer gegen Wetterfühligkeit. Trinken Sie täglich zwei Tassen Tee des probaten Heilkrautes. Etwas Geduld müssen Sie allerdings mit sich haben, denn Johanniskraut wirkt nicht sofort. Erst wenn es regelmäßig – über mehrere Wochen hinweg – eingenommen wird, kann es seine Wirkung gegen Wetterfühligkeit voll entfalten.

Tip:

> Johanniskraut dient auch hervorragend als probates Mittel zur Vorbeugung von Wetterfühligkeit.

So können Sie sich zusätzlich noch helfen:

- Wenn Sie unter schwachen Nerven leiden, sind Entspannungsübungen zu empfehlen. Täglich nur eine halbe Stunde durchgeführt, helfen sie in den meisten Fällen bereits nach kurzer Zeit gegen Nervosität.Vermeiden Sie auch unnötigen Streß.

- Gerade bei Menschen mit einem instabilen Kreislaufsystem ist ein Saunabesuch (einmal pro Woche) zu empfehlen. Diese Maßnahme stabilisiert den Kreislauf, härtet ab und macht Sie gegen Wetterumschwünge unempfindlicher.

Tip:

> Falls Sie bei Wetterumschwüngen heftige Beschwerden haben, sollten Sie einen Arzt oder Heilpraktiker aufsuchen. Als die ärztliche Behandlung begleitende Maßnahme ist in jedem Fall das regelmäßige Trinken von Johanniskrauttee zu empfehlen.

Teemischungen gegen verschiedene Beschwerden

Auf den folgenden Seiten finden Sie Teemischungen, die eine geschmackliche Abwechslung zum reinen Johanniskrauttee bieten. Die Mischungen bestehen aus Heilkräutern, deren Wirkung Sie auch auf Seite 71 ff nachlesen können.

Teemischung gegen Wechseljahrsbeschwerden

Die folgende Mischung lindert auf natürliche Art und Weise die Beschwerden der Wechseljahre und wirkt gegen depressive Stimmungen. Trinken Sie davon über den Tag verteilt zwei bis drei Tassen.

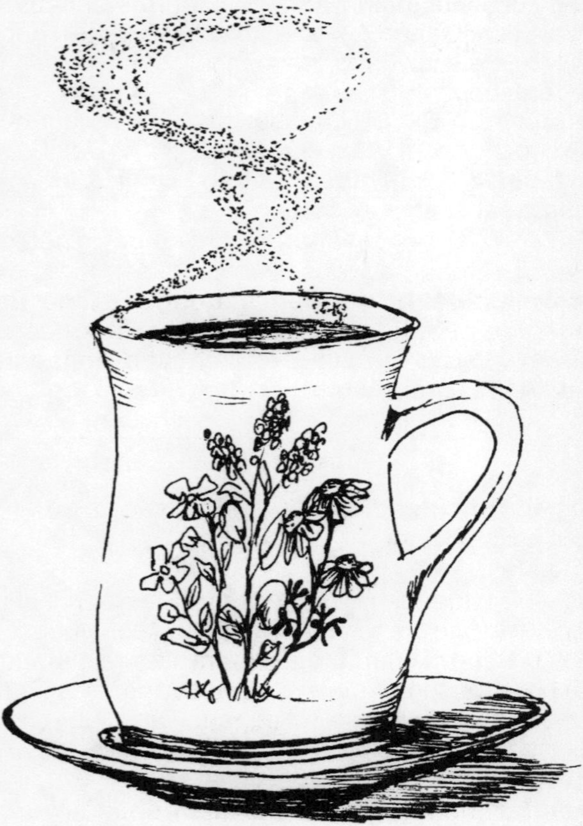

Johanniskrauttee

Zutaten:
20 g Johanniskraut
20 g Frauenmantelblätter
10 g Salbeiblätter

Zubereitung:
Überbrühen Sie 2 TL dieser Kräutermischung mit 1/4 l kochendem Wasser und lassen Sie das Ganze abgedeckt 10 Minuten ziehen. Dann durch ein Teesieb abseihen.

Schweißhemmende Teemischung

Diese Mischung hilft hervorragend bei Hitzewallungen und nächtlichen Schweißausbrüchen. Trinken Sie sie kurz vor dem Einschlafen.

Zutaten:
20 g Johanniskraut
15 g Salbeiblätter
15 g Melisse

Zubereitung:
Überbrühen Sie 2 TL dieser Kräutermischung mit 1/4 l kochendem Wasser und lassen Sie das Ganze abgedeckt 10 Minuten ziehen. Dann durch ein Teesieb abseihen.

Teemischung bei Bronchialerkrankungen

Diese Mischung verschafft Linderung und beruhigt die Atemwege. Genießen Sie davon über den Tag verteilt mehrere Tassen.

Zutaten:
15 g gestoßene Fenchelfrüchte
20 g Johanniskraut
25 g Holunderblüten

Zubereitung:
Übergießen Sie 2 TL dieser Mischung mit 1/4 l kochendem Wasser und lassen Sie das Ganze abgedeckt 10 Minuten ziehen. Dann durch ein Teesieb abseihen.

Teemischung bei grippalem Infekt

Diese Mischung schmeckt nicht nur ausgezeichnet, sondern besticht auch durch ihre schöne Farbe, die zum größten Teil vom Johanniskraut stammt. Von diesem Getränk können Sie über den Tag verteilt mehrere Tassen genießen. Damit beugen Sie außerdem auch noch lästigen Erkältungskrankheiten vor.

Zutaten:
15 g Johanniskraut
15 g gestoßene Fenchelfrüchte
10 g Hibiskusblüten
10 g Hagebutten mit Kernen
10 g Lindenblüten

Zubereitung:
Übergießen Sie 2 TL dieser Kräutermischung mit 1/4 l kochendem Wasser und lassen Sie das Ganze abgedeckt 15 Minuten ziehen. Dann durch ein Teesieb abseihen.

Teemischung zur Grippevorbeugung

Diese Mischung stärkt die körpereigenen Abwehrkräfte und beugt so erfolgreich einer Grippe vor. Trinken Sie davon während der kalten Jahreszeit zweimal täglich eine Tasse.

Zutaten:
10 g gestoßene Fenchelfrüchte
15 g Hagebutten mit Kernen
20 g Holunderblüten
15 g Johanniskraut

Zubereitung:
Überbrühen Sie 2 TL dieser Mischung mit 1/4 l kochendem Wasser und lassen Sie das Ganze abgedeckt 10 Minuten ziehen. Dann durch ein Teesieb abseihen.

Teemischung gegen Husten

Diese Mischung verschafft nachhaltig Linderung bei Hustenbeschwerden. Durch die Zugabe von Sanddornsaft wird der Tee angenehm süß. Trinken Sie davon dreimal täglich eine Tasse.

Setzen Sie die Behandlung auch nach Abklingen des Hustens noch einige Tage fort.

Zutaten:
15 g Holunderblüten
15 g Thymiankraut
15 g gestoßene Fenchelfrüchte
25 g Johanniskraut

Zubereitung:
Überbrühen Sie 2 TL dieser Kräutermischung mit 1/4 l kochendem Wasser und lassen Sie das Ganze abgedeckt 5 Minuten ziehen. Dann durch ein Teesieb abseihen.

Tip:

Um die Wirkung des Tees zu erhöhen, sollten Sie diesen möglichst heiß und in kleinen Schlucken trinken.

Teemischung gegen Schlafstörungen

Die folgende Mischung hilft beim Einschlafen und fördert den gesunden, tiefen Schlaf. Trinken Sie davon dreimal täglich eine Tasse, die letzte kurz vor dem Einschlafen.

Zutaten:
30 g Johanniskraut
15 g Weißdornblüten
15 g Melissenblätter
10 g Hopfenzapfen

Zubereitung:
Übergießen Sie 2 TL dieser Kräutermischung mit 1/4 l kochendem Wasser und lassen Sie das Ganze abgedeckt 10 Minuten ziehen. Dann durch ein Teesieb abseihen.

Teemischung gegen Schlafstörungen bei älteren Menschen

Gerade ältere Menschen, die unter Schlafstörungen leiden, sollten sich von der ausgezeichneten Wirkung dieser Teemischung überzeugen lassen. Trinken Sie davon direkt vor dem Einschlafen eine Tasse.

Zutaten:
15 g Johanniskraut
15 g Weißdornblüten
15 g Melisse
15 g Hopfenzapfen
10 g Kamillenblüten

Zubereitung:
Überbrühen Sie 3 TL dieser Mischung mit 1/4 l kochendem Wasser und lassen Sie das Ganze abgedeckt 10 Minuten ziehen. Dann durch ein Teesieb abseihen.

Teemischung gegen Einschlafstörungen

Diese Mischung, über einen längeren Zeitraum eingenommen, hilft Ihnen, wieder schnell einschlafen zu können.

Zutaten:
20 g Johanniskraut
10 g Baldrianwurzel
15 g Weißdornblüten
15 g Hopfenzapfen
10 g Kamillenblüten

Zubereitung:
Überbrühen Sie 2 TL dieser Kräutermischung mit 1/4 l kochendem Wasser und lassen Sie das Ganze abgedeckt 10 Minuten ziehen. Dann durch ein Teesieb abseihen.

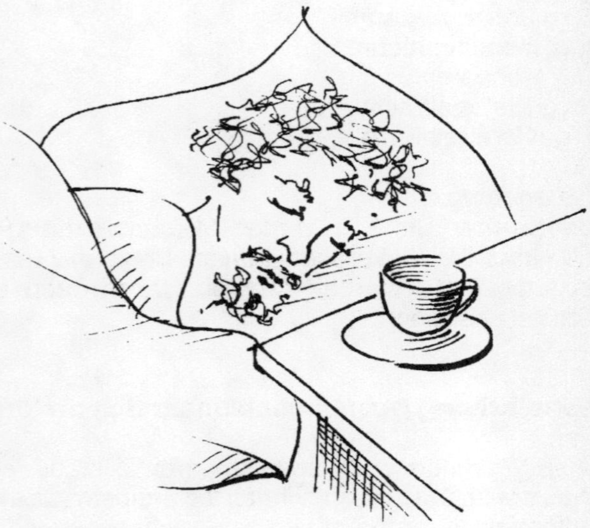

Teemischungen gegen Einschlafstörungen

Teemischung bei Schlafstörungen aufgrund von Verdauungsproblemen

Diese Mischung bringt einen gesunden, erholsamen Schlaf und wirkt gleichzeitig beruhigend auf die Verdauungsorgane. Trinken Sie davon über den Tag verteilt zwei Tassen, die letzte kurz vor dem Einschlafen.

Zutaten:
10 g Johanniskraut
10 g Fenchelfrüchte
15 g Pfefferminzblätter
15 g Kümmelfrüchte
10 g Kamilleblüten

Zubereitung:
Überbrühen Sie 2 TL dieser Kräutermischung mit 1/4 l kochendem Wasser und lassen Sie das Ganze abgedeckt 10 Minuten ziehen. Dann durch ein Teesieb abseihen.

Teemischung bei streßbedingten Schlafstörungen

Diese Mischung bringt schnell die angestrebte innere Ruhe und ermöglicht so einen ruhigen gesunden Schlaf. Trinken Sie davon über den Tag verteilt drei Tassen, die letzte direkt vor dem Einschlafen.

Zutaten:
15 g Johanniskraut
20 g Melisse

10 g Kamillenblüten
10 g Malvenblüten

Zubereitung:
Überbrühen Sie 2 TL dieser Kräutermischung mit 1/4 l kochendem Wasser und lassen Sie das Ganze abgedeckt 10 Minuten ziehen. Dann durch ein Teesieb abseihen.

Schlaffördernde Teemischung

Diese Mischung hilft Ihnen, besser ein- und durchzuschlafen. Sie beruhigt und macht angenehm müde. Trinken Sie davon täglich zwei Tassen.

Zutaten:
20 g Johanniskraut
20 g Hopfenblüten
20 g Lavendelblüten
15 g Baldrianwurzeln

Zubereitung:
Überbrühen Sie 2 TL dieser Kräutermischung mit 1/4 l kochendem Wasser und lassen Sie das Ganze abgedeckt 10 Minuten ziehen. Dann durch ein Teesieb abseihen.

Teemischungen gegen Bettnässen

Die folgende Mischung zeigt sehr gute Wirkung, sollte aber über einen längeren Zeitraum getrunken werden. Genießen Sie davon über den Tag verteilt zwei Tassen.

Tip:

Sanddornsaft süßt den Tee und gibt ihm einen leckeren Geschmack.

Zutaten:
50 g Johanniskraut
25 g Tormentillwurzel
25 g Zinnkraut

Zubereitung:
Überbrühen Sie 2 TL dieser Kräutermischung mit 1/4 l kochendem Wasser und lassen Sie das Ganze abgedeckt 10 Minuten ziehen. Dann durch ein Teesieb abseihen.

Tip:

Johanniskraut entspannt die Nerven, wirkt entkrampfend und ist daher ein altbewährtes Mittel gegen Bettnässen.

Hier noch ein zweites Rezept: Auch die folgende Mischung hat sich sehr gut gegen Bettnässen bewährt. Es sollten, über den Tag verteilt, zwei Tassen davon über einen längeren Zeitraum getrunken werden.

Zutaten:
20 g Johanniskraut
15 g Melisse
10 g Kamillenblüten
15 g Baldrianwurzel

Zubereitung:
Überbrühen Sie 2 TL dieser Kräutermischung mit 1/4 l kochendem Wasser und lassen Sie das Ganze abgedeckt 10 Minuten ziehen. Dann durch ein Teesieb abseihen.

Beruhigende Teemischungen

Diese Mischung beruhigt die Nerven und entkrampft die verspannten Muskeln. Trinken Sie davon über den Tag verteilt zwei Tassen.

Zutaten:
20 g Johanniskraut
10 g Baldrianwurzel
15 g Melisse
10 g Fenchelfrüchte

Zubereitung:
Überbrühen Sie 2 TL dieser Kräutermischung mit 1/4 l kochendem Wasser und lassen Sie das Ganze abgedeckt 10 Minuten ziehen. Dann durch ein Teesieb abseihen.

Auch die folgende Mischung hilft Ihnen, Ihre innere Ruhe wiederzufinden. Trinken Sie davon täglich drei Tassen.

Zutaten:
20 g Johanniskraut
10 g Hopfenzapfen
15 g Melisse

Zubereitung:
Übergießen Sie 2 TL dieser Kräutermischung mit 1/4 l kochendem Wasser und lassen Sie das Ganze abgedeckt 10 Minuten ziehen. Dann durch ein Teesieb abseihen.

Diese Mischung hat eine beruhigende Wirkung auf das vegetative Nervensystem und vertreibt depressive Gedanken. Trinken Sie davon über den Tag verteilt zwei Tassen.

Zutaten:
20 g Johanniskraut
10 g Fenchelfrüchte
10 g Melisse
10 g Orangenblüten
10 g Kamillenblüten

Zubereitung:
Überbrühen Sie 2 TL dieser Kräutermischung mit 1/4 l kochendem Wasser und lassen Sie das Ganze abgedeckt 10 Minuten ziehen. Dann durch ein Teesieb abseihen.

Diese Teemischung hat sich bei leichteren Erregungszuständen sehr gut bewährt. Trinken Sie davon eine Tasse direkt vor dem Einschlafen. Es hilft Ihnen, zu entspannen, und macht müde.

Zutaten:
15 g Johanniskraut
15 g Melisse
15 g Passionsblumenkraut
20 g Baldrianwurzel

Zubereitung:
Überbrühen Sie 2 TL dieser Mischung mit 1/4 l kochendem Wasser und lassen Sie das Ganze abgedeckt 10 Minuten ziehen. Dann durch ein Teesieb abseihen.

Teemischungen gegen Depressionen

Diese Mischung hat sich besonders gut gegen Depressionen, die während der grauen, kalten Jahreszeit auftreten, bewährt.

Zutaten:
25 g Johanniskraut
20 g Schafgarbenkraut
20 g Melisse

Zubereitung:
Übergießen Sie 3 TL dieser Kräutermischung mit 1/4 l kochendem Wasser und lassen Sie das Ganze abgedeckt 10 Minuten ziehen. Dann durch ein Teesieb abseihen.

Falls die Depressionen durch körperliche Beschwerden hervorgerufen werden, ist diese Mischung zu empfehlen. Sie wirkt u.a. entgiftend und hilft bei Stoffwechselstörungen. Trinken Sie davon über den Tag verteilt drei Tassen.

Zutaten:
20 g Johanniskraut
15 g Zinnkraut
15 g Schafgarbe
15 g Brennessel

Zubereitung:
Überbrühen Sie 2 TL dieser Mischung mit 1/4 l kochendem Wasser und lassen Sie das Ganze abgedeckt 10 Minuten ziehen. Dann durch ein Teesieb abseihen.

Teemischung gegen Durchfall

Diese Mischung beruhigt den gereizten Darmbereich. Trinken Sie über den Tag verteilt drei Tassen.

Zutaten:
20 g Johanniskraut
20 g Kamillenblüten
20 g Melisse

Zubereitung:
Überbrühen Sie 2 TL dieser Kräutermischung mit 1/4 l kochendem Wasser und lassen Sie das Ganze abgedeckt 10 Minuten ziehen. Durch ein Teesieb abseihen.

Teemischung gegen Verstopfung

Diese Mischung hat eine krampflösende Wirkung und regt zusätzlich die Darmtätigkeit an. Trinken Sie davon morgens und abends eine Tasse.

Zutaten:
15 g gestoßene Fenchelfrüchte
15 g Johanniskraut
15 g gestoßene Anisfrüchte
10 g Süßholzwurzel

Zubereitung:
Überbrühen Sie 3 TL dieser Mischung mit 1/4 l kochendem Wasser und lassen Sie das Ganze abgedeckt 10 Minuten ziehen. Dann durch ein Teesieb abseihen.

Tip:

Mit Honig gesüßt, schmeckt dieser Tee sehr aromatisch.

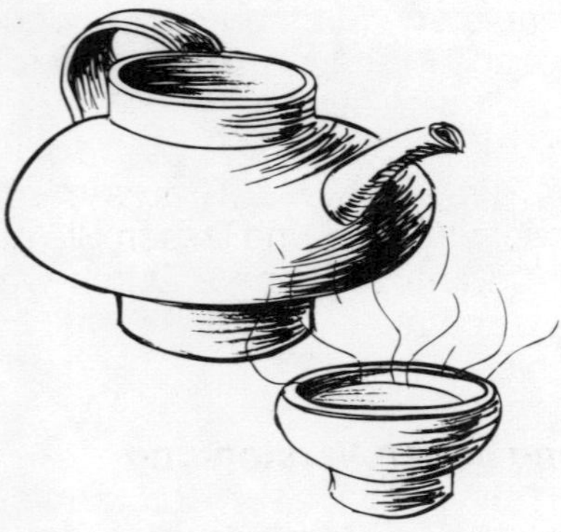

Teemischungen gegen Durchfall

Teemischung bei Magenschleimhautentzündung

Diese Mischung hilft bei psychisch bedingter Gastritis. Trinken Sie über den Tag verteilt drei Tassen.

Zutaten:
25 g Johanniskraut
25 g Fenchelsamen
30 g Alantknollen

Zubereitung:
Überbrühen Sie 2 TL dieser Kräutermischung mit 1/4 l kochendem Wasser und lassen Sie das Ganze abgedeckt 10 Minuten ziehen. Dann durch ein Teesieb abseihen.

Teemischung bei Magenbeschwerden

Zur Behandlung von Magenbeschwerden empfiehlt sich die folgende Mischung. Trinken Sie davon über den Tag verteilt drei Tassen.

Zutaten:
20 g Melisse
20 g Kamilleblüten
10 g Hopfenzapfen
15 g Johanniskraut

Zubereitung:
Übergießen Sie 1 TL dieser Kräutermischung mit 1/4 l kochendem Wasser und lassen Sie das Ganze abgedeckt 10 Minuten ziehen. Dann durch ein Teesieb abseihen.

Teemischung bei Gürtelrose

Diese Mischung lindert den Juckreiz und beruhigt die angegriffene Haut.

Zutaten:
20 g Johanniskraut
20 g Melisse
15 g Bockshornklee

Zubereitung:
Überbrühen Sie 2 TL dieser Kräutermischung mit 1/4 l kochendem Wasser und lassen Sie das Ganze abgedeckt 15 Minuten ziehen. Dann durch ein Teesieb abseihen.

Schön und gepflegt mit Johanniskraut

Schönheit ist kein unnötiger Luxus. Sie ist vor allem ein Zeichen von Gesundheit, daß die Einheit Körper – Geist intakt ist.
(Maurice Mességue)

Die Naturkosmetik wird immer beliebter. Der enorme Widerspruch zwischen den Kosten für Rohstoffe und dem Endpreis für Verbraucher, aber auch Allergien und Hautreizungen sowie qualvolle Tierversuche bei der Erprobung chemischer Präparate ließen den Verbraucher nach Alternativen suchen. Als adäquater Ersatz wurde die Naturkosmetik wieder entdeckt. Sie ist nicht nur preisgünstig, sondern auch sehr wirksam und einfach herzustellen.

Tip:

Die Naturkosmetik orientiert sich an der alten Weisheit:
„Was für innen gut ist, das ist auch für außen gut."

Auch auf dem Gebiet der Naturkosmetik spielt das Johanniskraut eine wichtige Rolle. Es wird beispielsweise für Gesichtspackungen und Gesichtsdampfbäder verwendet.

Und nicht zu vergessen das Johanniskrautöl und die Johanniskrauttinktur, die im Bereich der Gesichtspflege zum Einsatz kommen.

Nur wer seine Haut mit natürlichen Kosmetikprodukten pflegt, kann sicher sein, sich nicht mit chemischen Zusatzstoffen zu belasten.

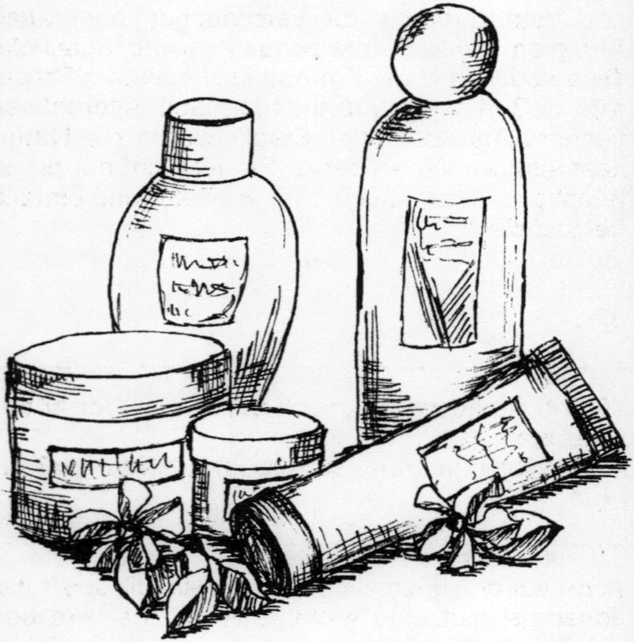

Pflegeprodukte mit Johanniskraut

Gesichtspackung

Diese Gesichtspackung macht die Haut widerstandsfähiger gegenüber schädlichen Umwelteinflüssen, reinigt, zeigt antiseptische Wirkung und verleiht ein frisches Aussehen. Sie eignet sich hervorragend zur Entspannung nach einem anstrengenden Arbeitstag. Die Gesichtspackung ist für jeden Hauttyp geeignet, besonders gut aber für fettige und zu Unreinheiten neigende Haut.

Tip:

> Wer abends strahlend schön aussehen möchte, sollte sich kurz vor dem großen Auftritt eine Gesichtsmaske mit Johanniskraut gönnen.

Zutaten:
2 EL Johanniskrautöl
1 Eigelb
1/2 TL frisch gepreßter Zitronensaft

Zubereitung:
Das Öl wird zusammen mit dem Zitronensaft langsam in das Eigelb eingerührt, bis eine cremige Masse entsteht.

Anwendung:
Die Masse wird mit einem kleinen Spatel gleichmäßig auf Gesicht, Hals und Dekolleté verteilt. 15 Minuten einwirken lassen, dann mit kaltem Wasser sorgfältig abspülen.

Gönnen Sie sich während der Einwirkzeit absolute Ruhe und legen Sie sich bequem auf eine Couch, hören Sie meditative Musik, denken Sie an etwas Schönes. Versuchen Sie sich vollkommen zu entspannen, damit die wertvollen Wirkstoffe des Johanniskrauts vollständig von der Haut aufgenommen werden können.

Gesichtsmaske für unreine Haut

Diese Gesichtsmaske hat sich auch sehr gut bei pubertätsbedingten Hautunreinheiten bewährt.

Zutaten:
3 EL essigsaure Tonerde
1 EL Johanniskrautöl

Zubereitung:
Johanniskrautöl erwärmen, dann die Tonerde zugeben und rühren, bis ein zäher Brei entsteht.

Anwendung:
Die Masse mit einem kleinen Spatel auftragen, 15 Minuten einwirken lassen, dann mit kaltem Wasser gründlich abwaschen.

Gesichtsmaske für reifere Haut

Diese Maske wirkt durch den Obstessig belebend. Das Johanniskrautöl wirkt der Faltenbildung entgegen.

Zutaten:
1 EL Johanniskrautöl
1 EL Avocadoöl
1 Eigelb
2 TL reiner Obstessig

Zubereitung:
Das Johanniskrautöl mit dem Avocadoöl vermischen und langsam in das Eigelb einrühren. Dann den Essig dazu geben und solange rühren, bis ein sämiger Brei entsteht.

Anwendung:
Die Maske mit einem kleinen Spatel gleichmäßig auf Gesicht, Hals und Dekolleté auftragen und 30 Minuten einwirken lassen. Dann mit kaltem Wasser gründlich abspülen.

Tip:

Sie sollten Ihre Haut mindestens einmal pro Woche mit einer Johanniskraut-Gesichtsmaske verwöhnen.

Gesichtsmaske für fettige Haut

Fettige Haut beruht auf einer Überproduktion der Talgdrüsen. Diese Gesichtsmaske wirkt desinfizierend, beruhigend und zugleich erfrischend.

Zutaten:
1 EL Bierhefe
3 EL essigsaure Tonerde
4 EL Johanniskrauttee

Zubereitung:
Den Johanniskrauttee erwärmen, aber nicht kochen lassen. Dann die Bierhefe und die essigsaure Tonerde langsam in die Flüssigkeit einrühren, bis sich eine sämige Masse bildet.

Anwendung:
Die Maske mit einem kleinen Spatel gleichmäßig auf Gesicht, Hals und Dekolleté verteilen und 20 Minuten einwirken lassen. Dann mit lauwarmem Wasser gründlich abspülen.

Gesichtsmaske für trockene Haut

Diese Gesichtsmaske stabilisiert den ph-Wert der Haut, wirkt durchblutungsfördernd und beugt der Faltenbildung vor.

Zutaten:
4 EL reiner Obstessig
3 TL Akazienblütenhonig
2 EL Weizenkleie
1 EL Johanniskrautöl

Zubereitung:
Obstessig erwärmen, langsam den Honig einrühren, bis er sich völlig aufgelöst hat. Dann die Weizenkleie und das Johanniskrautöl dazugeben und solange rühren, bis sich eine zähe Masse bildet.

Anwendung:
Die Maske mit einem kleinen Spatel gleichmäßig auf Gesicht, Hals und Dekolleté auftragen, 20 Minuten einwirken lassen. Dann mit lauwarmem Wasser gründlich abspülen.

Tip:

Die Zutaten für die Gesichtsmasken bekommt man in gut sortierten Drogerien oder Apotheken.

Gesichtslotionen

Gesichtslotionen aus Johanniskraut stärken die Haut gegen schädliche Umwelteinflüsse, wirken reinigend und desinfizierend.

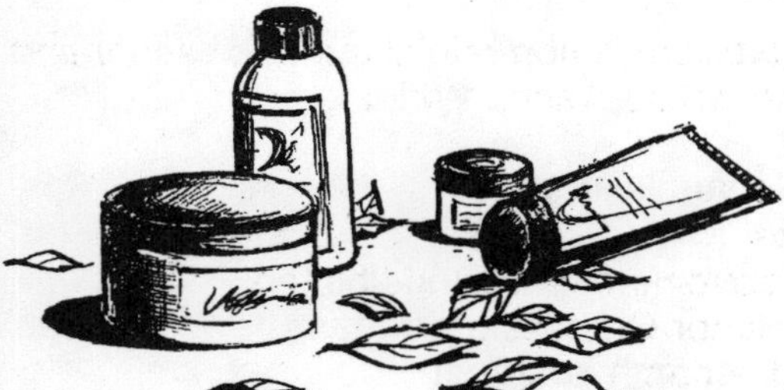

Reinigen Sie morgens und abends Gesicht und Hals gründlich damit. Erst wenn die Haut gesäubert ist, sollte eine pflegende Creme aufgetragen werden.

Gesichtslotion für fettige, zu Unreinheiten neigende Haut

Diese Lotion stabilisiert den ph-Wert der Haut, entfettet und pflegt sie gleichzeitig.

Zutaten:
1 EL Johanniskrauttinktur
4 EL Mineralwasser ohne Kohlensäure
2 TL reiner Obstessig

Zubereitung:
Alle Zutaten gut miteinander vermischen und in ein verschließbares Gefäß geben.

Gesichtslotion für stark fettende Haut

Diese Gesichtslotion reinigt die Haut schonend und hat eine antiseptische Wirkung.

Zutaten:
12 TL getrocknete Lavendelblüten
15 TL reiner Obstessig
15 TL Hamameliswasser
12 TL Johanniskrauttinktur
10 TL Mineralwasser ohne Kohlensäure

Zubereitung:
Lavendelblüten, Obstessig und Mineralwasser in einem verschließbaren Gefäß an einem dunklen, kühlen Ort 14 Tage ziehen lassen, dann abseihen. Jetzt erst die restlichen Zutaten untermischen.

Tip:

Gesichtslotionen, in dekorative Gefäße gefüllt, eignen sich hervorragend als Geschenke.

Gesichtsdampfbad

Gerade für fettige und zu Unreinheiten neigende Haut ist ein Gesichtsdampfbad aus Johanniskraut ideal. Es hat eine belebende und reinigende Wirkung und verhindert die Vermehrung von Bakterien.
Auch bei abgespannter, müde wirkender Haut tut dieses Dampfbad sehr gut.

Zutaten:
4 EL Johanniskrautblüten
1 l Mineralwasser ohne Kohlensäure
1 großes Handtuch
1 Kochtopf

Zubereitung:
Das Mineralwasser in einem Topf zum Kochen bringen, von der Kochstelle nehmen und die Johanniskrautblüten damit übergießen. 5 Minuten abgedeckt ziehen lassen.

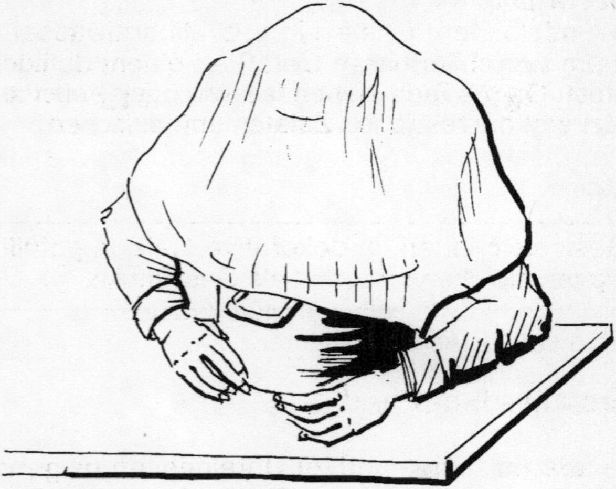

Gesichtsdampfbad

Anwendung:
Den Kochtopf auf einen Tisch stellen und sich bequem davor setzen. Nun das Gesicht über den Topf beugen und das Handtuch wie ein Zelt über Kopf und Kochtopf breiten, so daß kein Dampf mehr entweichen kann. Sobald der Dampf nur noch lauwarm ist, ist der Reinigungsvorgang beendet. Mit einem Handtuch vorsichtig das Gesicht abtupfen und sich etwas Ruhe gönnen.

Kurz nach dem Dampfbad kalte Luft oder Zug unbedingt vermeiden!

Erfrischendes Fußbad

Wer im Beruf viel stehen muß, kennt sicherlich das Gefühl schmerzender, angeschwollener Füße am Abend. Hier hilft ein Fußbad. Es hat eine belebende, erfrischende Wirkung und beugt gleichzeitig Fußpilz vor.

Zutaten:
6 frisch gepflückte Holunderblütendolden
4 EL frische Pfefferminzblätter
2 EL Johanniskrautöl
1 l Mineralwasser ohne Kohlensäure

Zubereitung:
Die Holunderblüten sorgfältig ausschütteln und zusammen mit den Pfefferminzblättern in einen Topf geben. Das Ganze kurz aufkochen lassen, dann durch ein Sieb abseihen. Johanniskrautöl dazugeben und gut verrühren.

Anwendung:
Für das Fußbad sollte lauwarmes Wasser verwendet werden, und eine Badedauer von 20 Minuten darf nicht überschritten werden.

Vollbad

Ein Vollbad ist Balsam für die Seele. Der gesamte Körper kann sich entspannen, die Nervosität fällt ab und man kann seinen Gedanken freien Lauf lassen. Gönnen Sie sich einmal pro Woche ein

Vollbad. Aber immer darauf achten, daß die Badedauer 15 Minuten nicht überschreitet. Bei längeren Badezeiten sackt der Kreislauf unter Umständen ab; außerdem tut dies dem Säureschutzmantel der Haut nicht gut. Trocknen Sie sich nach dem Baden ab, legen Sie sich eine halbe Stunde hin und genießen Sie die absolute Entspannung.

Natürliche Badezusätze unterstreichen noch zusätzlich die angenehme Wirkung eines Vollbades. Sie sind leicht selbst herzustellen und kosten nicht viel.

Als zu verwendendes Heilkraut bietet sich auch hierfür das Johanniskraut an, denn es hilft der Haut, sich zu regenerieren, beugt Hautunreinheiten vor und bringt gute Laune.

Badezusatz für müde Haut

Dieser Badezusatz belebt die Haut, erfrischt und bewirkt eine positive Stimmung.

Zutaten:
4 EL getrocknete Rosenblätter
1/4 l reiner Obstessig
3 EL Johanniskrautöl

Zubereitung:
Alle Zutaten in ein verschließbares Glas geben und an einem kühlen, ruhigen Ort 2 Wochen ziehen lassen, dann abseihen.

Tip:

Falls nicht der ganze Badezusatz verwendet wird, kann der Rest in einem dunklen, verschlossenen Gefäß im Kühlschrank aufbewahrt werden.

Badezusatz für gute Laune

Zutaten:
2 EL Johanniskrautöl
2 EL Bergamottöl

Zubereitung:
Einfach die beiden Zutaten gut miteinander vermischen und in das Badewasser geben.

Tip:

Gerade an trüben Wintertagen ist dieser Badezusatz ideal, da er Haut und Sinne angenehm belebt.

Badezusatz gegen Erschöpfung

Dieser Badezusatz eignet sich hervorragend zur Entspannung nach einem anstrengenden Arbeitstag. Er regt die Durchblutung an, pflegt die Haut und erfrischt köstlich.

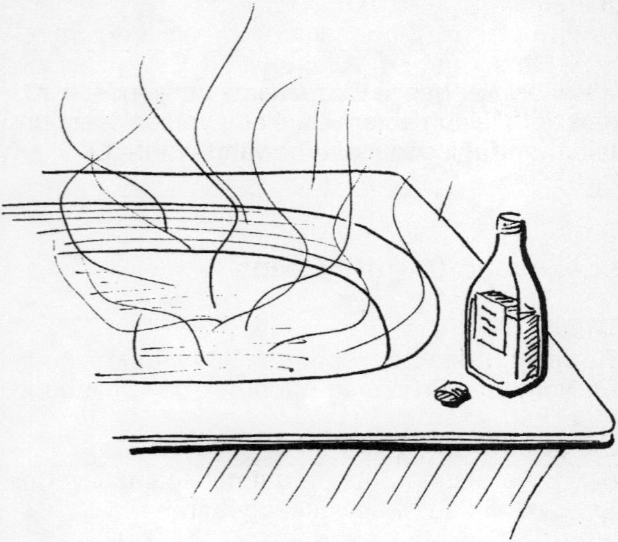

Belebender Badezusatz

Zutaten:

3 TL	Rosmarin
	Schale einer ungespritzten Zitrone
20 g	Alkohol (70 %)
1/2 l	reiner Obstessig
200 g	Hamameliswasser
2 EL	Johanniskrautöl

Zubereitung:
Rosmarin und Zitronenschale in ein verschließbares Gefäß geben, Alkohol und Essig darüber gießen und 2 Wochen an einem dunklen Ort ziehen lassen. Dann abseihen, Hamameliswasser und Johanniskrautöl dazugeben und die Flüssigkeit gut vermischen.

Tip:

Die Menge des verwendeten Badezusatzes für ein Vollbad richtet sich nach der gewünschten Intensität.

Register

A

B

C

D

E

F

G

H

I

J

K

L

M

N

O

P

Q

R

S

T

U

V

W

Y

Z